Claudia Puhlfürst

Er hätte weiter gemordet

Aufsehenerregende Fälle
aus der Rechtsmedizin

Claudia Puhlfürst

Er hätte weiter gemordet

Aufsehenerregende Fälle aus der Rechtsmedizin

MILITZKE

Bildnachweis
Alle Bilder: © Dr. Carsten-Hädrich

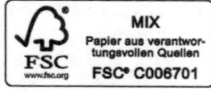

Impressum

Bibliographische Information der Deutschen Nationalbibliothek: Die Deutsche Nationalbibliothek verzeichnet diese Publikation in der deutschen Nationalbibliographie; detaillierte bibliographische Angaben sind im Internet über http://dnb.ddb.de abrufbar.

© Militzke Verlag GmbH, Leipzig 2012
Lektorat: Julia Lössl
Umschlaggestaltung: Ralf Thielicke
Umschlagfoto: froodmat / photocase.com
Layout und Satz: Lucille Bornemann
Schrift: Legacy Serif ITC und Palatino LT
Druck und Bindung: CPI books GmbH, Ebner & Spiegel GmbH

Printed in Germany
ISBN: 978-3-86189-848-1 (Buch)
ISBN: 978-3-86189-787-3 (E-Book)

Besuchen Sie uns im Internet unter: www.militzke.de

Inhalt

»Er hätte weitergemordet«
Olaf D., der »Oma-Mörder« aus Bremerhaven

Martha N. überlebt den Angriff eines Serienmörders

Am 14. Juni 2001 gegen 9.30 Uhr will ein Sohn seine Mutter besuchen: Martha N. ist 82 Jahre alt. Sie lebt in ihrer eigenen Wohnung in Bremerhaven. Er ruft vorher an, um den geplanten gemeinsamen Einkaufsbummel um einige Minuten zu verschieben. Der Hörer wird abgenommen und sofort wieder aufgelegt. Er wählt erneut. Jetzt geht niemand ans Telefon. In Sorge macht er sich auf den Weg, um nach ihr zu schauen.

Der Sohn findet seine Mutter vor dem Bett auf dem Boden sitzend. Sie ist benommen, blutet stark im Gesicht und aus dem Mund, und auch ihre Kleidung ist voller Blut. Martha N. kommt zu sich. Ihre ersten Worte sind: »Wo ist der Kerl?« Dann berichtet sie ihrem Sohn, dass ein Mitarbeiter des *Arbeiter-Samariter-Bundes* am Morgen bei ihr geklingelt hätte, um bei Umbauarbeiten im Badezimmer zu helfen. Auf dem Weg dorthin habe der Mann sie plötzlich von hinten gepackt, ihr Mund und Nase zugehalten, sie gewaltsam ins Schlafzimmer gedrängt und dann mit dem Gesicht nach unten auf das Bett geworfen, wobei sie sich die Beine heftig am Holzrahmen angestoßen habe. Er habe sie aufgefordert, ihm ihr Bargeldversteck zu verraten, wobei er ihren Kopf immer stärker auf das Kissen drückte, bis sie nachgab und ihm die Information lieferte. Daraufhin habe er nicht etwa von ihr abgelassen, sondern sich auf ihren Rücken gekniet und sie fester in das Bett hineingedrückt. Martha N. wehrt sich, will sich befreien, jedoch bleiben die Versuche erfolglos. Der Mann ist viel zu schwer und sehr kräftig. Schließlich wird sie bewusstlos.

Olaf D. sucht nun nach dem Geld, entnimmt der Handtasche der alten Frau 400 Mark und findet in dem angegeben Versteck im Besenschrank eine Kassette mit 3.000 Mark. Er hört nach eigener Aussage die Frau röcheln und will »nach ihr schauen«. Da jedoch das Telefon in der Wohnung bereits mehrfach hintereinander geklingelt hat, bekommt er »Panik« und verschwindet mit dem Geld. Die bewusstlose Frau lässt er in ihrem Schlafzimmer zurück, wo sie kurz darauf von ihrem Sohn gefunden wird.

Martha N. kommt ins Krankenhaus. Einen Tag später wird sie im St. Josef-Hospital in Bremerhaven rechtsmedizinisch untersucht.

Rechtsmediziner befassen sich nicht nur mit der Obduktion (oder »Autopsie«) – so nennt man die Öffnung der Leiche für die innere Leichenschau zur Feststellung der Todesursache – wie fälschlicherweise oft angenommen wird. Ihre medizinischen und naturwissenschaftlichen Erkenntnisse dienen der Rechtspflege, und sie arbeiten im Auftrag der Staatsanwaltschaft. Der »Facharzt für Rechtsmedizin« erstellt Gutachten, analysiert Blut-, Sperma- oder Haarproben, erforscht die Auswirkungen von Drogen und Alkohol auf den menschlichen Körper oder wird konsultiert, wenn ein Verdacht auf Kindesmisshandlung oder Gewalteinwirkung vorliegt.

Im Fall der verletzten Martha N. hat nun die Staatsanwaltschaft Bremen im Auftrag der Kriminalpolizei Bremerhaven einen Rechtsmediziner angefordert. Das Institut für Rechtsmedizin in Hamburg wird gebeten, zu untersuchen, ob Beweise für eine Anklage wegen versuchten Mordes vorliegen. Die Rechtsmediziner prüfen vor allem, ob die Verletzungen der 82-Jährigen lebensgefährdend waren. Sie finden:

- » Brüche (Frakturen) der 6. bis 8. Rippe auf der rechten Seite,
- » eine Schädelprellung,
- » Platzwunden an Unter- und Oberlippe,
- » eine Vielzahl von Blutergüssen (Hämatome),
- » kleinere Hautabschürfungen an der Nase, Schwellung und Verfärbung von Nasenspitze und Nasenflügeln,
- » eine frische Hautblutung über dem Kinn,
- » mehrere größere, querverlaufende Unterblutungen der Haut und der Weichteile an beiden Oberschenkeln,
- » Schwellungen und Blutergüsse am linken Knie,
- » frische Hautunterblutungen an der Innenseite des linken Unterarmes und an den Handgelenken.

In ihrer zusammenfassenden Beurteilung kommen die Ärzte zu dem Schluss, dass es sich bei den genannten Befunden um *frische* Verletzungen handelt, die zu der angegeben Tatzeit – 24 Stunden vorher – passen. Die Rippenbrüche sind laut Gutachten sehr wahrscheinlich durch heftige stumpfe Gewalteinwirkung entstanden. Die querverlaufenden »Unterblutungen« (Blutergüsse) an beiden Oberschenkeln wurden durch ein kantige Gewalteinwirkung verursacht und passen exakt zur Beschreibung der Tat – D. hatte Martha N. mit roher Gewalt gegen die Bettkante gestoßen. Die Befunde untermauern damit den geschilderten Tatablauf. Abschließend schreiben die beiden Ärzte: »(...) daß ein länger andauernder Erstickungsvorgang (...) besonders bei alten (...) Menschen, leicht zum Tode führen kann.«

Olaf D. wollte also die alte Frau ermorden, um an ihr Geld zu kommen – Martha N. hätte das sechste Opfer des Serienmörders werden sollen, doch sie überlebt. Nur durch sie wird der Mann gefasst, der in den Tagen zuvor bereits fünf betagte Frauen umgebracht hat. Niemand hat bei diesen Opfern bemerkt, dass es sich nicht um »natürliche Todesfälle« alter Frauen handelte.

»Natürlicher Tod«

5. Juni 2001, Lisbeth N.

Lisbeth N. ist verwitwet. Sie ist eine aktive Frau, die als Sparkassenangestellte gearbeitet hat, sich für Politik und Sport interessiert und sogar ab und an noch Reisen unternimmt. Sie hat zwei Kinder und vier Enkel, auf die sie stolz ist. Die 87-Jährige wohnt zwar noch in einer eigenen Wohnung, ist jedoch auf Hilfe angewiesen, hauptsächlich braucht sie Unterstützung beim Anlegen der Stützstrümpfe, die sie seit einigen Monaten täglich tragen soll. Und so kommt jeden Mor-gen eine Pflegekraft vom *Arbeiter-Samariter-Bund* Bremerhaven zu ihr. Die Pflegerin, die ihr beim Anlegen der Stützstrümpfe helfen will, findet Lisbeth N. am Morgen des 6. Juni tot in ihrer Wohnung.

In der Todesbescheinigung vom 6. Juni kreuzt der Arzt bei der Frage »Gibt es Anhaltspunkte für ein nichtnatürliches Geschehen im Zusammenhang mit dem Todeseintritt (...)?« die Antwort »nein« an.

Es gibt auch ein Kästchen, in dem der Arzt eine Obduktion anfordern kann: »Obduktion wird angestrebt«. Auch hier kreuzt der Arzt »nein« an.

Er bescheinigt den Tod, wie es im Vordruck formuliert ist: »Aufgrund der von mir sorgfältig und an der entkleideten Leiche durchgeführten Untersuchung«. Als Ursache für den Tod von Lisbeth N. gibt er als unmittelbare Todesursache »Lungenembolie« an. Eine Lungenembolie entsteht, wenn ein Blutgerinnsel, also ein fester Pfropf, von der Wand eines Blutgefäßes losgerissen wird, den der Blutstrom dann mitnehmen kann. Da die Arterien immer dünner werden, bleibt der Pfropf irgendwo stecken und verstopft so die Ader. Der nachfolgende Bereich wird nicht mehr durchblutet. Bleibt ein solches Blutgerinnsel in einer der Lungenarterien stecken, bezeichnen Mediziner dies als Lungenembolie. Bei der Obduktion erkennt man eine Embolie daran, dass das Gewebe, das hinter dem »verstopften« Bereich liegt, abgestorben ist, weil es nicht mehr durchblutet, also mit Sauerstoff versorgt wurde.

In Lisbeth N.s Todesanzeige in der Zeitung steht, sie sei »am 6. Juni 2001 kurz vor ihrem 88. Geburtstag ganz plötzlich verstorben.«

Der Arzt hat nicht einmal bemerkt, dass Lisbeth N. nicht erst am 6. Juni, sondern bereits am 5. Juni, also viele Stunden vorher gestorben ist.

7. Juni 2001, Margarethe M.

Die 85 Jahre alte Margarethe M. lebt allein in ihrer Wohnung. Pflegekräfte kommen zu bestimmten Zeiten zur Versorgung ins Haus, außerdem hat sie eine Haushälterin. Laut Aussagen der Söhne und der Haushälterin ist es in letzter Zeit wiederholt zu Problemen mit dem Pflegedienst gekommen. Ein Pfleger soll mehrmals kleinere Geldbeträge entwendet haben, bis Margarethe M. ihn aus der Wohnung wirft. Am 7. Juni 2001, so beobachten es zwei Nachbarinnen, taucht dieser »Pfleger« erneut bei der alten Frau auf. Er bleibt einige Zeit in der Wohnung, mindestens zwanzig Minuten.

Die Haushälterin trifft gegen 17 Uhr ein. Sie findet Margarethe M. in ihrem Bett, mit einer Decke zugedeckt, die alte Dame ist voll bekleidet. Laut Aussagen der Haushälterin fehlt Geld: 1.000 Mark.

Bei Margarethe M. wird im Gegensatz zu D.s anderen vier Opfern nach dem Auffinden eine Obduktion durchgeführt, weil sich an der Leiche Verletzungsspuren finden. Im Ergebnis wird der Fall jedoch zu den Akten gelegt.

Die Ärzte, die Margarethe M. am 8. Juni 2001 obduzieren, stellen ein »akutes Linksherzversagen bei vorbestehender chronischer fortgeschrittener Herzleistungsschwäche« fest.

Was ist darunter zu verstehen?

Den Fachbegriff »Linksherz« verwenden Mediziner. Das menschliche Herz ist zwar *ein* Organ, besteht jedoch aus zwei völlig voneinander getrennten Hälften. Es ist eine Blutpumpe: Die linke Herzhälfte pumpt das sauerstoffreiche Blut in den gesamten Körper, die rechte Hälfte sauerstoffarmes Blut zur Lunge.

»Versagt« das »Linksherz«, so heißt das nichts anderes, als dass die linke Herzhälfte nicht mehr arbeitet und somit kein Blut mehr in den Körper schicken kann. Die Blutpumpe funktioniert nicht mehr. Dies führt zu einem Kreislaufstillstand und nachfolgend zu einem Ausfall der Atmung. Ursachen für ein Versagen des Herzens sind Herzinfarkte, Rhythmusstörungen oder auch andauernder Bluthochdruck.

Ein Linksherzversagen bei sehr alten Menschen gehört zu den häufigen Todesursachen. Margarethe M. war 85 Jahre alt und ihr Herz wies einige Vorerkrankungen auf, die solch eine Diagnose durchaus rechtfertigten.

Zudem finden die beiden Obduzenten am 8. Juni 2001 jedoch auch folgende Befunde:

» mehrere pfennig- bis markgroße Hautunterblutungen (»blaue Flecke«) in der rechten Achsel, zwischen den Fingergelenken, am Daumen, am rechten Unterarm und mehrere am rechten Oberarm, über dem rechten vorderen Beckenkamm und an der rechten Wade,
» direkt hinter dem linken Ohr eine Einblutung der Kopfschwarte (darunter versteht man einen Bluterguss),
» am Ellenbogen des linken Armes eine pfenniggroße Einblutung,
» auch unter den blauen Flecken am rechten Arm finden sich nach der Präparation Einblutungen ins Unterhautfettgewebe, zudem dicht unterhalb der Ellenbeuge eine Blutung mit Zerreißung kleinster Muskelfasern.

Insgesamt beurteilen die Ärzte die Verletzungen bei Margarethe M. als »sehr geringfügig«.

Sie schreiben: »Es handelt sich um einen Tod aus natürlicher, innerer Ursache. Die Obduktion hat keine Hinweise für eine direkte Fremdeinwirkung am Tode der Frau M (...) ergeben. Die beiden an der linken Körperhälfte befindlichen frischen Einblutungen (Ellenbogen, Hinterkopf) wären gut durch ein Sturzgeschehen (z. B. Gegenstürzen gegen Wand oder Schrank o. ä.) bei akuter Linksherzschwäche erklärlich.«

Die obduzierenden Ärzte nehmen also an, dass die alte Frau gestürzt ist. Bei der Sektion fanden sich schließlich deutliche Zeichen von Vorerkrankungen, wie sie bei älteren Menschen häufig vorkommen: Verkalkung der Schlagadern und Herzkranzgefäße und mehrere kleine Herzinfarkte, die durch vernarbtes Gewebe sichtbar werden.

Womöglich hatte Margarethe M. einen Schwindelanfall gehabt, war gestürzt und hatte sich so die Verletzungen zugezogen. Das Ergebnis dieser Obduktion lautet also: natürlicher Tod.

10. Juni, Helene K.

Einige Wochen vor ihrem Tod ist Helene K. gestürzt. Sie hat sich den Oberschenkelhals gebrochen. Deshalb wird sie seit der Entlassung aus dem Krankenhaus von Pflegern des *Arbeiter-Samariter-Bundes* betreut. Helene K. hat viele Jahre als Haushälterin bei einer Drogistenfamilie in Bremerhaven gearbeitet. Sie wohnt auch im Juni 2001 noch über dem Geschäft in Bremerhaven.

Nachdem man Helene K.s Leiche gefunden hat, kreuzt der Arzt, der den Totenschein ausstellt, genau wie sein Kollege bei Lisbeth N., in der Todesbescheinigung vom 11. Juni an, dass es keine Anhaltspunkte für ein nichtnatürliches Geschehen gibt. Auch eine Obduktion hält er nicht für nötig. Er bescheinigt den natürlichen Tod, als Ursache trägt er »Herzversagen« infolge von Herzinsuffizienz (Herzschwäche) ein.

In der Todesanzeige steht: »Plötzlich und unerwartet entschlief unsere liebe Mutter, Großmutter, Schwester, Schwägerin, Tante und Cousine Helene K.«.

12. Juni, Lieselotte S.

Die Pflegerin von Lieselotte S. hat ihren Besuch für den zeitigen Vormittag angekündigt. Kurz nach halb neun klingelt sie. Es öffnet jedoch niemand, sie hat keinen Schlüssel und so geht sie nach einer Weile wieder.

Später wird Frau S. tot in ihrer Wohnung aufgefunden. Sie liegt auf dem Bauch mit weit ausgebreiteten Armen neben ihrem Bett auf dem Fußboden, unter dem Kopf ein Kissen. Auf ihrem Rücken lastet ein umgestürzter Teewagen. Der Hausarzt von Lieselotte S. wird gerufen. Er bescheinigt einen natürlichen Tod, die Leiche wird zur Bestattung freigegeben. Zwei Tage später äußert dann ein Mitarbeiter des *Arbeiter-Samariter-Bundes* den Verdacht, beim Tod von Lieselotte S. müsse etwas nicht mit rechten Dingen zugegangen sein. Da sind die Ermittler D. schon dicht auf den Fersen.

14. Juni, Anneliese K.

Auch bei Anneliese K. kommt der Pflegedienst ins Haus. Vorher jedoch erscheint Olaf D. Die 89-Jährige ist geistig noch vollkommen fit, hat nur geringfügige Gesundheitsprobleme und kommt in ihrer Wohnung gut zurecht. Sie ist eine lebensfrohe Frau, hat vier Kinder, elf Enkel und elf Urenkel. Sie hat schon die Einladungen für ihren 90. Geburtstag im August verschickt, den sie groß feiern will.

Die Leiche der alten Frau wird am Abend des 14. Juni gegen 19.30 Uhr von einem Mitarbeiter des *Arbeiter-Samariter-Bundes* gefunden. Anneliese K. liegt auf ihrem Bett, ist vollständig angezogen, trägt sogar Straßenschuhe. Im Gesicht finden sich zahlreiche Verletzungen, sie hat sich übergeben.

In ihrer Todesanzeige wird stehen:

»Sie wollte so gerne noch mit uns ihren 90. Geburtstag feiern. Eine unsinnige Gewalttat hat dies verhindert. Was bleibt, ist unsere Hoffnung. (...)«

»Natürlich hat es schon perfekte Morde gegeben – sonst wüsste man ja etwas von ihnen« (Alfred Hitchcock)

»Wir müssen sehenden Auges akzeptieren, dass die Dunkelziffer sehr hoch ist«, sagt Professor Püschel in einem Interview mit dem *Hamburger Abendblatt* im Juni 2001. Obduziert wird, so erklärt er, in Deutschland immer dann, wenn bei einem Todesfall die berechtigte Vermutung für Fremdverschulden vorliegt (Paragraf 87 der Strafprozessordnung). Die Obduktion wird von der Staatsanwaltschaft beim Amtsgericht beantragt und von zwei Ärzten durchgeführt, von denen einer Facharzt für Rechtsmedizin sein muss. Es ist, so führt er wei-

ter aus, in manchen Fällen gar nicht so einfach, einen unnatürlichen Tod festzustellen. Zum einen sei die Haut wie ein
»bedeckender Mantel«, sie decke Befunde zu, zum Beispiel
Rippenbrüche, die entstehen, wenn Druck auf den Brustkorb
ausgeübt wird. Zudem finden sich bei alten und kranken Menschen häufig blaue Flecken, die von geringfügigen Stößen oder
auch Stürzen herrühren können.

Beispielhaft für »Dunkelziffer-Fälle« sind die, in denen
nach Abschluss der Untersuchungen ein natürlicher Tod attestiert wurde, und die erst als Morde erkannt werden, wenn ein
Täter nachträglich gesteht oder andere Umstände zur Auf-
deckung führen.

Eine Studie aus dem Jahr 1997 analysiert die Qualität der
ärztlichen Leichenschau. Die Datenerhebung erfolgte an 23
rechtsmedizinischen Instituten Deutschlands in den Jahren
1993 bis 1995. Die Autoren *(Bernd Brinkmannn et al.)* erfassten
alle gemeldeten Zufallsentdeckungen bei Sektionen und Fälle,
in denen die Leiche nachträglich exhumiert wurde. Die vor-
sichtige Hochrechnung der Autoren ergab, dass jährlich etwa
1.200 bis 2.400 Tötungsdelikte unerkannt bleiben.

Hinzu kommt noch, dass die Tötungsart, die Olaf D.
wählte – Ersticken durch Bedecken mit weichen Gegenständen wie Kissen – oft kaum Spuren an den Opfern hinterlässt.

»Die Problematik des nicht entdeckten Tötungsdeliktes
durch Erstickungsmechanismen (...) diese Todesfälle sind –
gerade aufgrund des vergleichsweise diskreten Charakters der
Befunde – durch die morphologische Routinediagnostik
wesentlich schwieriger zu identifizieren als auf Stich, Schuß
oder stumpfe Gewalt zurückzuführende Verletzungsbefunde.«
*(Heineman und Püschel, Archiv für Kriminologie 197. Band [5, 6]
S. 129–141)*

Olaf D. – Ein »lieber Bär«?

Zur Zeit der Morde wiegt Olaf D. 130 Kilo und ist 1,93 Meter groß. Doch er war schon als Kind ein Schwergewicht. Mit 13 Jahren bringt er bereits 60 Kilo auf die Waage, so zumindest gibt er sein Gewicht im Poesiealbum einer Mitschülerin an.

Olaf D. wird im September 1969 in Bremerhaven geboren. Er ist ein uneheliches Kind. Seinen leiblichen Vater lernt er nie kennen. Die Mutter heiratet kurz nach seiner Geburt im Herbst 1969 einen anderen Mann, Alfred D., der sich rührend um Olaf kümmert und ihn als Sohn adoptiert. Vier Jahre später bekommt die kleine Familie Zuwachs, zuerst ein Mädchen, ein Jahr darauf noch einen Jungen. Olaf hat jetzt zwei Halbgeschwister. Seine Mutter sagt in einem Interview, Olaf sei ein »ganz normales Kind gewesen, nett, fröhlich«.

Und doch ist er schon in der Schule ein Einzelgänger, man hänselt ihn wegen seiner Körperfülle. Freundschaften dauern nur kurze Zeit, dies wird auch später sein Leben bestimmen. Olaf besucht zuerst das Gymnasium, muss jedoch bald darauf wegen mangelnder Leistungen auf die Realschule wechseln. Die siebte Klasse wiederholt er. 1987 macht er den Realschulabschluss, und besucht im Anschluss die Höhere Handelsschule in Bremerhaven. Die Ausbildung bricht Olaf nach wenigen Monaten ab. Er will endlich Geld verdienen. So verpflichtet sich der junge Mann bei der Bundeswehr in Cuxhaven, wo er sich zum Sanitäter ausbilden lässt. Hier lebt er auch das erste Mal mit einer Frau zusammen. Christina und er trennen sich im November 1995. Olaf ist insgesamt acht Jahre als Zeitsoldat bei der Bundeswehr tätig Er schafft es bis zum Oberfeldwebel. Mit den Untergebenen sei er gut zurechtgekommen, sagt sein Stiefvater.

Die psychiatrische Gutachterin, die D. später vor dem Prozess begutachten wird, hebt hervor, dass dieser seine Stellung genossen habe, den Untergeordneten Zucht und Ordnung beibringen wollte und sie gern »geschleift« hat. Das seien Anzei-chen für ein narzisstisches Geltungsbedürfnis. Der Narzissmus ist durch mangelndes Selbstbewusstsein und eine Ablehnung der eigenen Person nach innen gekennzeichnet. Nach außen hin zeigt der Betreffende jedoch ein übertriebenes, sehr ausgeprägtes Selbstbewusstsein. Menschen mit narzisstischer Persönlichkeitsstörung sind immer auf der Suche nach Bewunderung und Anerkennung, haben ein übertriebenes Gefühl von Wichtigkeit und gehen davon aus, dass sie eine Sonderstellung verdienen. Für andere Menschen zeigen sie wenig oder kein Mitgefühl.

Nach der Tätigkeit bei der Bundeswehr nutzt D. das Angebot einer berufsfördernden Maßnahme und beginnt im Stadtkrankenhaus Cuxhaven eine Ausbildung als Krankenpfleger, die er Ende Juli 1997 als examinierter Krankenpfleger abschließt. Er wird nahtlos in ein festes Arbeitsverhältnis übernommen.

Im Stadtkrankenhaus Cuxhaven, wo Olaf D. angestellt ist, kommt es zu einer Reihe ungeklärter Diebstähle. Ein Ermittlungsverfahren gegen ihn wird eingeleitet und bald darauf aus Mangel an Beweisen wieder eingestellt.

Am 30. Juni 2000 unterschreibt D. einen Auflösungsvertrag. Bis zum 3. November 2000 ist er arbeitslos, findet jedoch schnell eine Nebentätigkeit bei einer Tankstelle in Cuxhaven. Auch hier wird plötzlich in großem Umfang Geld unterschlagen, 2.000 Mark Wechselgeld fehlen, der Verdächtige heißt Olaf D. Hier können ihm die Taten nachgewiesen werden, er wird Anfang September 2000 durch das Amtsgericht Cuxhaven zu einer Geldstrafe von 30 Tagessätzen zu je 20 Mark verurteilt. Olaf D. bekommt eine Eintragung ins Strafregister.

Ungeachtet dessen stellt der *Arbeiter-Samariter-Bund* in Bremerhaven D. Anfang November 2000 unbefristet als stellvertretenden Pflegedienstleiter ein. Er ist für die Einteilung der Pflegekräfte und den Fuhrpark verantwortlich. Seine Vorstrafen verschweigt er, nachgeforscht wird nicht.

Frauen scheinen wenig Gefallen an dem riesenhaften Mann zu finden – Olaf D. ist oft einsam, bleibt allein. Länger andauernde Beziehungen finden sich in seiner Biografie kaum. Schließlich interessiert sich doch eine für ihn: Nadine, eine Krankenschwester, klein, schlank, dunkelhaarig. Ende 1996 zieht sie bei ihm ein, 1999 heiraten sie, die Hochzeitsreise geht nach Norwegen. Nadine gehört, wie ihre Eltern, zur Neuapostolischen Kirche. D. konvertiert ihr zuliebe, wird ebenfalls neuapostolisch und geht nun regelmäßig zum Gottesdienst. D.s Frau weiß nicht, dass ihr Mann schon zum Zeitpunkt der

Hochzeit hoch verschuldet ist; und der versucht mit allen Mitteln, dies auch weiterhin geheim zu halten. Die Schulden wachsen auch nach der Heirat weiter, das junge Paar mietet eine neue Wohnung, richtet sich ein, D. kauft oder least mehrere Autos, darunter einen *Range Rover* und einen *Audi A 4*. Anfang des Jahres 2000 muss Olaf D. eine »eidesstattliche Versicherung« abgeben; das, was man bis 1970 den »Offenbarungseid« nannte. Dies ist eine öffentliche Erklärung eines Schuldners, dass bei ihm nichts mehr gepfändet werden kann.

Schließlich fliegt die Schuldenwirtschaft auf, Nadine erfährt davon und trennt sich von Olaf. Die Ehe hat gerade mal ein Jahr gehalten, Anfang Juni 2001 werden sie geschieden. Wenige Tage vor dem ersten Mord zieht D. auf Bitten seiner Eltern wieder nach Bremerhaven.

Olaf D. gibt nun sein Geld bei Prostituierten aus. Und er braucht allerhand, will mehr, als er sich mit seinem Gehalt leisten kann. Dazu kommt seine fixe Idee, mit einer der Prostituierten »liiert« zu sein – sie will er beeindrucken, für sie muss er finanziell flüssig sein, für die »Beziehung« braucht er Geld. Im Frühjahr 2001 hat er Sylvia R., eine Berufsprostituierte, kennen gelernt. Sie hat einen dreijährigen Sohn. Seinen Eltern erzählt er, Sylvia sei Sparkassenangestellte. Er verbringt bis zum Sommer viel Zeit mit Mutter und Sohn, finanziert Sylvias Lebensunterhalt und bezahlt die gemieteten Autos.

Finanzielle Rücklagen hat D. da schon längst nicht mehr. Die Ermittlungsbehörden, die nach seiner Festnahme Einkünfte von Kreditinstituten, der Bausparkasse und der *Schufa* einholen, stellen fest, dass Olaf D. über »keinerlei finanzielle Reserven verfügt«.

Als er mit mehreren Monatsmieten in Verzug ist, kommt es zum großen Krach mit den Eltern, die schon mehrfach finanziell für den Sohn eingesprungen sind. Die Schulden wachsen, der Strom in der Wohnung wird abgestellt, weil Olaf D. die Rechnungen nicht mehr bezahlen kann, schließlich verliert er seinen Job als Pfleger beim *Arbeiter-Samariter-Bund* – er hat Geld von Patienten unterschlagen, 2.000 Mark Rezeptgebühren. Schon vorher hat es ab und an Beschwerden von Patienten über fehlende Geldbeträge gegeben. Am 6. Juni wird D. fristlos gekündigt. Der Sozialdienst zeigt ihn zudem wegen Unterschlagung an. Einen Tag vorher hat Olaf D. seinen ersten Mord begangen.

Ein früherer Vorgesetzter sagt der Presse später, D. sei geltungsbedürftig und launisch gewesen, ein »Egozentriker«, also jemand, der immer sich selbst in den Mittelpunkt stellt. Er habe zudem Mitarbeiter »herumkommandiert«. Ein Krankenpfleger und ein Pflegedienstleiter geben zu Protokoll, Olaf D. habe auf »zu großem Fuß« gelebt und dass seine finanziellen Mittel nicht ausreichend gewesen seien, um seine hochfliegenden Pläne zu finanzieren. Des Öfteren habe sich D. teure Autos gemietet, mit denen er große Entfernungen zurückgelegt habe. Die Tatsachen untermauern dies. D. verdiente im Monat circa 3.500 Mark netto, hatte jedoch 2001 bereits etwa 70.000 Mark Schulden.

Olafs sechs Jahre jüngerer Bruder Sven sagt der *Bild*-Zeitung, sein Bruder sei immer »hilfsbereit und nett« gewesen und dass er selbst beobachtet habe, wie fürsorglich Olaf die alten Menschen betreute. Er beschließt das Interview mit den Sätzen: »Olaf bleibt mein Bruder, den ich immer lieben werde – aber für diese Taten muss er hart bestraft werden.«

D. selbst beschreibt sich selbst gegenüber seiner Gutachterin als »freundlich, hilfsbereit, sozial kompetent« und »gesellig«.

Während sein letztes Opfer Martha N. noch mit gebrochenen Rippen, einer Schädelprellung, Platzwunden und Blutergüssen im Krankenhaus liegt, sagt D.s Anwalt der Presse: »Ich würde ihn als gutmütigen Menschen bezeichnen, was in Anbetracht der Vorwürfe vielleicht etwas schwer wiegt, aber naiv. Er ist ein Mensch, der auf der Suche nach Zärtlichkeit ist, was ihm allerdings möglicherweise zum Verhängnis wurde.«

Das »Monster von Bremerhaven«

Das Grauen findet im Banalen statt. Olaf D. wohnt in einem Hochhaus in Bremerhaven, die Wohnung ist bescheiden eingerichtet. Bekannte schildern ihn als gutmütig und fürsorglich. Olaf D. – der nette Kerl.

Der *Arbeiter-Samariter-Bund* stellt ihn aufgrund guter Zeugnisse ein. »Wir kannten ihn als freundlichen und hilfsbereiten Kollegen«, so der Bremerhavener *ASB*-Vorsitzende. Anfangs sei man auch mit D.s Arbeit zufrieden gewesen.

D. steigt schnell zum stellvertretenden Pflegedienstleiter auf und bekommt so Kontakt zu allen 50 Patienten, die der *ASB* in Bremerhaven betreut. Da D. die Pflegeleistungen kontrolliert, hat er auch Zugang zu allen Wohnungen.

Scheinbar liebevoll kümmert sich der große dicke Mann um die ihm anvertrauten alten Menschen. Er versorgt sie mit ihren Medikamenten, unterstützt sie bei Verrichtungen im Haushalt, plaudert mit ihnen. Ältere Menschen sind oft allein, ihre Kinder und Enkel wohnen nicht in der Nähe, sie suchen Beistand und menschliche Nähe. Findet sich jemand, der sich um sie kümmert und ihnen zuhört, gewinnen sie oft schnell Vertrauen und erzählen. Von sich, den Familien, ihrem Leben. Manchmal auch von ihren Ersparnissen. Mit EC-Karten oder gar Online-Banking sind sie nicht so recht vertraut, häufig werden größere Beträge in der Wohnung aufbewahrt. Olaf D. erfährt im Zuge seiner Pflegetätigkeit davon.

Irgendwann muss ihm die Idee gekommen sein, dass es sich hier um leichte Beute handelt. Natürlich kann er nicht riskieren, dass die Sache auffliegt, früher oder später würden die Alten ihre geheimen Geldreserven vermissen und dann wäre es nur ein kleiner Gedankensprung bis zu ihm – dem netten Pfleger Olaf vom *Arbeiter-Samariter-Bund*. Das kann er nicht riskieren. Also kalkuliert er ihren Tod ein, plant sein Vorgehen und schreitet zur Tat. Schließlich sind seine Patienten alt und gebrechlich, sie haben ihr Leben gelebt, wer wird sie schon vermissen, wer weiß schon von den Geldverstecken in ihren Wohnungen?

Am Karfreitag 2001 hat Olaf Sylvia R. kennen gelernt, im Rotlichtviertel von Bremerhaven. Er stellt sich als »*ASB*-Leiter« vor. Am nächsten Morgen tauschen sie die Telefonnummern. Sylvia arbeitet noch ein paar Wochen weiter als Prostituierte, bis er sie bittet, ihm zuliebe damit aufzuhören. Er gaukelt ihr ein monatliches Gehalt von 9.800 Mark netto vor, verspricht ihr ein Auto, will sich mit einem Pflegedienst selbstständig machen, ihr einen anständigen Job verschaffen. Sylvia ist von Olafs scheinbarem Reichtum beeindruckt. Er lässt für

sie Schmuck anfertigen, schenkt ihr Bargeld und ihrem dreijährigen Sohn Spielzeug. Anfang Juli will er bei ihr einziehen,
für November hat er eine Kreuzfahrt in die Karibik für 24.000
Mark gebucht. Sylvia mag den dicken Mann mit dem Milch-
gesicht. Und sie schätzt seine Geschenke. Vielleicht ist Olaf D.
ihre Chance, dem Rotlichtmilieu zu entkommen. Ab Ostern
sehen sie sich fast täglich.

In der Zeit der Morde besucht D. auch regelmäßig seine
Eltern. Sie bemerken nichts Auffälliges. Olaf D. verhält sich
»so, als wenn nix gewesen ist, ganz normales Verhalten«.

»Sie hat sich gewehrt, hat gezappelt«

Am Abend des 5. Juni – einen Tag später wird er die fristlose
Kündigung von seinem Arbeitgeber erhalten – fährt Olaf D. zu
Lisbeth N.

D. ist sich sicher, dass die alte Frau allein zu Hause ist,
denn er hat vorher angerufen. Zum Zeitpunkt des Anrufes ist
gerade eine Pflegerin bei der alten Frau, D. ist jedoch klar,
dass das eine halbe Stunde später nicht mehr so sein würde.
Er hat schließlich in seiner Tätigkeit als stellvertretender Pflegedienstleiter den Einsatz der Pflegekräfte koordiniert. Es ist
anzunehmen, dass ihm die Dienstpläne der einzelnen Ange-
stellten geläufig waren.

Als ihn die alte Dame freundlich einlässt, gibt er vor, den
Hausnotruf überprüfen zu wollen. Etwas sei damit nicht in
Ordnung. Nachdem er das Gerät scheinbar wieder in Ordnung
gebracht hat, folgt D. Lisbeth N. in den Wohnungsflur. Er
packt sie von hinten – vorher hat er eine Tennissocke, die er
vorsorglich in die Hosentasche gesteckt hat, über die rechte
Hand gezogen, und hält ihr den Mund zu.

Vor Gericht sagt D. aus, er sei an der Schwelle ins Stolpern
geraten und habe den Klammergriff um Frau N.s Kopf lösen
müssen, woraufhin diese sofort zu schreien begonnen habe.
Nur, um das Schreien zu dämpfen, habe er zu dem Handtuch
gegriffen und es ihr aufs Gesicht gedrückt.

Die Beamten fragen Olaf D., wie lange er Frau N. auf die
beschriebene Weise in das Handtuch gedrückt habe und er
antwortet »gute zehn Minuten«. Später, vor Gericht, ändert er

seine Version und gibt nun an: »Vielleicht fünf Minuten. Ich kann das nicht genau sagen. Sie hat sich gewehrt, hat gezappelt. Ich war starr vor Angst.«

Die Anwesenden im Schwurgerichtssaal sehen einen 130 Kilogramm schweren Mann und stellen sich vor, wie die kleine Frau (Lisbeth N. war 1,63 Meter groß und wog etwa 75 Kilogramm) unter ihm »zappelt« und ihn dabei so in Angst versetzt, dass er erstarrt.

Olaf D. beschreibt weiter: »Ich kann gar nicht genau sagen, warum so lange. Ich habe festgestellt, dass bei Frau N (...) die Bewußtlosigkeit eingetreten ist und habe danach weiterhin ihr Gesicht in das Handtuch gedrückt, um sicher zu sein, dass sie dann tot ist. Ich war richtig verkrampft und konnte gar nicht mehr loslassen.« Danach behauptet er, er habe Frau N. nicht töten wollen »nur überfallen«. Nachdem D. seiner eigenen Aussage nach Atmung und Puls überprüft und so festgestellt hat, dass Lisbeth N. tot ist, holt er sich die Barreserven der alten Frau. In der Handtasche, die an einem Sessel im Wohnzimmer hängt, findet er 100 Mark. Weitere 250 Mark bewahrt Lisbeth N. in einem Versteck auf. D. weiß Bescheid: »Im Sideboard im Wohnzimmer, dort hinter der rechten Schranktür. Dort bewahrte sie auch sonst ihr Geld auf, das wußte ich von meinen Hausbesuchen. Das Geld lag in einer Mappe mit Bildern und anderen Sachen.«

Lisbeth N. lässt er liegen. Im Türrahmen auf dem Fußboden zwischen Flur und Schlafzimmer. Er gibt an, sich nach der Tat schlecht und elend gefühlt zu haben.

Und doch bricht er 36 Stunden später zum nächsten Mord auf.

Nachdem D. festgenommen worden ist, wird Lisbeth N., deren erste Todesbescheinigung auf natürlichen Tod durch Lungenembolie lautete, auf Antrag der Staatsanwaltschaft Bremerhaven am 18. Juni 2001 obduziert. Das geplante Begräbnis hat noch nicht stattgefunden, und so muss die Leiche nicht exhumiert werden. Der Obduzent ist Professor Klaus Püschel, ihm zur Seite stehen ein Kollege und drei Sektionsgehilfen. Ein Beamter der Kriminalpolizei Bremerhaven ist ebenfalls anwesend. Im Anschluss daran wird ein »Obduktionsschein« ausgefüllt. Hier vermerken die Rechtsmediziner als unmittelbare Todesursache »Mechanisches Ersticken« als

Folge von »Bedeckung der Atemwege«. Die Ursache ist ein »Tötungsdelikt«. Schon die äußeren Anzeichen deuten eindeutig auf einen nicht-natürlichen Tod hin und das ausführliche Protokoll untermauert diese Feststellungen mit den Befunden der Obduktion.

Anzeichen dafür, dass auf Lisbeth N. erhebliche Gewalt ausgeübt wurde, sind zahlreiche »Unterblutungen«, umgangssprachlich Blutergüsse oder »blaue Flecken«, an Kopf, Mund und beiden Knien, am Oberkörper vorn und hinten und am Ellenbogen, im Detail:

» Unterblutungen der Kopfhaut im Stirn- und Scheitelbereich,
» kleinere Abschürfungen sowie mehrere Unterblutungen im Gesicht,
» kräftige Unterblutungen der Unterlippe und der Oberlippe, Unterblutungen der Mundschleimhaut,
» fleckförmige Einblutungen der Haut vorn am Brustkorb und des Unterhautgewebes,
» zusammenfließende fleckförmige Unterblutungen in der Umgebung beider Knie sowie am rechten Oberschenkel vorn,
» kräftige Einblutungen am linken Ellenbogen,
» Muskelblutungen links am Rumpf sowie am Rücken und über dem rechten Schulterblatt.

Blaue Flecken am Rücken, besonders am Schulterblatt entstehen, wenn jemand auf dem Rücken auf einer festen Unterlage, z. B. dem Fußboden liegt, und von oben Druck auf den Körper ausgeübt wird, indem man sich z. B. auf den Brustkorb kniet oder sehr fest darauf drückt.

Die Rechtsmediziner finden auch Anzeichen dafür, dass Lisbeth N. erstickt wurde:

» punktförmige Unterblutungen der Gesichtshaut sowie der Augenbindehaut,
» allgemeine Blausüchtigkeit des Blutes und der inneren Organe,

» ausgeprägte Blausüchtigkeit sowie Stauungsblutfülle des Gehirns,
» akute Erweiterung der rechtsseitigen Herzhöhlen,
» terminales Erbrechen und geringe Mageninhaltseinatmung.

Terminales Erbrechen nennen die Ärzte ein Erbrechen kurz vor Eintritt des Todes. Lisbeth N. muss zu diesem Zeitpunkt noch gelebt haben, denn sie hat Teile des Erbrochenen eingeatmet.

Blausüchtigkeit, auch »Blausucht« oder fachlich »Zyanose« nennt man eine violette bis bläuliche Verfärbung des Blutes und auch bestimmter Organe. Sauerstoffreiches Blut ist hellrot, sauerstoffarmes Blut dunkelrot bis bläulich. Je weniger Sauerstoff in Blut und gut durchbluteten Organen enthalten ist, umso »blauer« sehen sie aus. Die »Blausüchtigkeit« in Blut und Organen von Lisbeth N. deutet also auf einen akuten Sauerstoffmangel hin.

Punktförmige Unterblutungen, sogenannte Petechien, nennt man stecknadelkopfgroße Blutungen, die sich als dunkle Pünktchen in der Haut, besonders an dünnen Stellen rund um die Augen oder in den Augenbindehäuten finden können. Beim Ersticken oder auch beim Würgen werden die Blutgefäße des Halses zusammengedrückt, das Blut staut sich. Dadurch erhöht sich der Druck soweit, dass winzige Äderchen (Kapillaren) platzen. Dies führt dann zu den punktförmigen Blutungen.

Lisbeth N. wurde ermordet. Sie erstickte durch Bedecken der Atemwege und Zusammendrücken des Brustkorbs.

»… habe ich das Kissen kräftig auf ihr Gesicht gedrückt«

Margarethe M. und ihre Söhne sind misstrauisch. Seit einiger Zeit ist aus der Wohnung der alten Frau eine Geldbörse verschwunden. Schließlich bittet die 85-Jährige Olaf D. zu einem Gespräch. D. bestreitet dies später in der Vernehmung. Er gibt stattdessen an, dass Margarethe M. des Öfteren angeboten habe, ihm Geld zu leihen.

Unstrittig ist, dass Olaf D. die alte Dame am späten Vormittag des 7. Juni besucht. Vorher begrüßt er noch zwei Nachbarinnen, die er im Hausflur trifft.

Gegen zehn Uhr betritt er die Wohnung. Margarethe M. lässt ihn ein, D. behauptet in seiner Vernehmung, er habe mit ihr geplaudert und sie dann um Geld gebeten: »In ihrer Wohnung fragte ich dann Frau M (...) im Laufe unseres Gespräches, das zunächst nur allgemeine Dinge betraf, ob ihr Angebot, mir finanziell zu helfen, immer noch gelte. Sie fragte mich, wieviel ich bräuchte, worauf ich antwortete, was sie entbehren könne. Daraufhin ging sie in ihr Wohnzimmer und holte aus einem Fach unter ihrem Fernseher 850 Mark. Mit dem Geld kam sie in die Küche, wo ich wartete. Von der Küche konnte ich ins Wohnzimmer schauen und sehen, wo sie das Geld her holte. Sie legte das Geld auf den Tisch und sagte dann zu mir, daß sie dafür aber noch eine Behandlung bekäme und sie ihre Waden massiert haben möchte. Diese Wadenmassage haben nicht nur ich sondern auch die anderen Pflegekräfte schon häufiger bei Frau M (...) durchgeführt, das gehörte zu ihrer Grundpflege. Wir gingen dann ins Schlafzimmer, wo sich Frau M (...) in Bauchlage auf das Bett legte. Frau M (...) war vollständig angezogen. (...)«

Nun will D. Margarethe M. zwanzig Minuten lang die Waden massiert haben und erzählt anschließend den vernehmenden Beamten, Frau M. habe im Anschluss einen Kuss von ihm verlangt und trotz seiner Gegenwehr darauf bestanden. Daraufhin sei es ihm »zu bunt« geworden, er habe sie »auf Distanz bringen« wollen und mit einem Kopfkissen gegen Oberkörper und Gesicht der 85-Jährigen »gebufft«. Margarethe M. habe zu schreien begonnen, Olaf D. bekam es nun seiner Aussage nach mit der Angst zu tun; vor allem wegen der Nachbarn, die ihn ja im Haus gesehen hatten. Er äußert weiter: »Um das Schreien zu verhindern und weil ich jetzt auch große Ekelgefühle wegen dieser Annäherungen hatte, habe ich Frau M (...) mit dem Kissen nach hinten gedrückt und als sie dann in Rückenlage auf der Matratze lag, habe ich das Kissen kräftig auf ihr Gesicht gedrückt.«

Der vernehmende Beamte konfrontiert D. damit, dass diesem als Krankenpfleger die Folgen seines Tuns klar gewesen ein müssen und dass man davon ausgehe, dass D.

Margarethe M. habe töten wollen. Der antwortet ausweichend: »Da haben Sie Recht. In dem Augenblick habe ich das aber nicht realisiert. Ich habe zu keinem Zeitpunkt den Tod von Frau M (...) bewußt in Kauf genommen.«

Nachdem Olaf D. feststellt, dass die alte Frau tot ist – er prüft ihre Pupillen und den Puls – legt er sie ordentlich auf das Bett, schiebt die Hände zum Kopf hin und deckt sie zu. Danach begibt er sich in die Küche, sucht nach Geld und nimmt es an sich, schaut vorsichtshalber noch durch den Spion, ehe er die Wohnung verlässt und mit dem Fahrrad von dannen fährt. Zur Polizei, wo er eine Aussage zu den Betrugsermittlungen gegen ihn macht.

Die Ermordete wird noch am selben Tag gefunden, der Arzt legt den Todeszeitpunkt auf die Zeit zwischen zwölf und dreizehn Uhr fest – da saß D. auf dem Revier – das perfekte Alibi.

Und dennoch. Bedenken kommen auf. Margarethe M. liegt vollständig angezogen im Bett, ist bis zum Hals zugedeckt. Die Haushalthilfe, die das Opfer gegen 17 Uhr findet, glaubt an einen Raubmord, auch der Arzt, der die Leichenschau durchführt, stellt Verletzungen am Körper von Margarethe M. fest. Er nimmt seine Verantwortung ernst, fordert eine Obduktion, in deren Ergebnis jedoch (s. o.) ein natürlicher Tod attestiert wird. Zur Rechtfertigung sei gesagt, dass sich punktförmige Blutungen, die ein Indiz für Ersticken sind, bei Margarete N. weder in den Lidern, noch in den Augenbindehäuten, auch nicht in Lippen- und Mundschleimhaut fanden. Auch empfindliche Organteile, die auf Würgen hindeuten, wie das Zungenbein oder die Halsweichteile zeigten keinerlei Anzeichen für Fremdeinwirkung.

D. weiß nichts von der Obduktion und auch nichts von dem letztendlich festgestellten »natürlichen Tod«. Er muss sich völlig sicher fühlen.

Auf Antrag der Staatsanwaltschaft Bremerhaven wird Margarete N. am 18. Juni 2001 erneut obduziert. Die Rechtsmediziner finden folgende Befunde:

Anzeichen für ein Erstickungsgeschehen:

» akute und chronische Lungenüberblähung,
» herdförmiges Lungenödem (hier ist durch Überdruck
  Flüssigkeit aus den winzigen Lungenkapillaren in die
  Lungenbläschen und in die Zwischenräume zwischen
  den Lungenteilen ausgetreten),
» Merkmale stumpfer äußerer Gewalteinwirkung:

  › frische Unterblutungen (Blutergüsse) in verschie-
    denen Körperregionen, ausgeprägt am Schulter-
    blatt und deutlich am linken Ellenbogen, am
    rechten Oberarm und in der Schläfenregion,
  › kleinere, nicht so auffällige Unterblutungen in
    der Mundschleimhaut an der Unterlippe.

Es fehlen jedoch Hinweise auf einen frischen Herzinfarkt, die
auf einen natürlichen Tod hindeuten würden. Zusammenfassend geben die Rechtsmediziner als Todesursache »Mechanisches Ersticken durch Bedecken der äußeren Atemöffnungen« an.

»Ich war entsetzt, dass es so wenig Geld war ...«

Drei Tage nach dem Mord an Margarethe M. braucht Olaf D.
erneut Geld. Dieses Mal sucht er sich Helene K. aus, eine kleine, zarte Person; sie ist lediglich 1,50 Meter groß und wiegt
etwa 45 Kilogramm. Gegen 19 Uhr taucht er bei ihr zu Hause
auf und erklärt sein unerwartetes Erscheinen damit, dass er
nach einer Erkrankung wieder angefangen habe zu arbeiten
und sich nun nach dem Befinden seiner »Kundinnen«, wie er
es in der Vernehmung nennt, erkundigen wolle. Bereits vor der
Tür hat D. sich eine Frotteesocke über die rechte Hand gezogen – er ekelt sich vor dem Speichel der Opfer. Helene K., die
gerade Abendbrot essen will, bittet D., mit in die Küche zu
kommen. Er überwältigt die zierliche kleine Frau noch im Flur,
presst ihr die Hand aufs Gesicht, umklammert ihren Oberkörper, zerrt die wehrlose Frau ins Schlafzimmer und stößt sie auf
ihr Bett. In der Vernehmung beschreibt er die Tat so:

»(...) Ich drückte sie wieder in Bauchlage und mit dem Gesicht in die dicke Federdecke. Wiederum drückte ich mit meiner rechten Hand auf ihren Hinterkopf, um ihr Gesicht fest in die Decke zu pressen. Mit meiner linken Hand ergriff ich ihren linken Arm und zog ihn an ihre Körperseite, um sie besser halten zu können. Ich fragte, wo sie ihr Geld hätte. Frau K (...) war von Anfang an still gewesen und hatte nicht um Hilfe geschrien. Gleich nachdem ich nach ihrem Geld gefragt hatte, erwiderte sie sofort, dass dieses im Schlafzimmer in einer Schublade eines kleinen Schrankes sei. Es war eine Kommode, die dort neben dem Kleiderschrank stand. Ich meine, ich habe das Geld in der rechten von den beiden Schubladen dieser Kommode gefunden.«

D. findet 150 Mark in einer Schublade und nimmt das Geld an sich. Frau K (...), so behauptet D. später, habe zu dieser Zeit »ganz ruhig« geatmet. Laut eigener Aussage ist er »entsetzt, dass es so wenig Geld war«, deshalb begibt er sich in die Küche und durchsucht den Küchenschrank, wo er ein Portemonnaie mit »ungefähr 80 Mark« findet. Auch dieses Geld steckt D. ein.

Danach sieht er nach der alten Frau, die noch immer im Schlafzimmer auf ihrem Bett liegt. Er hebt ihren Oberkörper an. In diesem Moment, so beschreibt D. es später den vernehmenden Beamten, habe Helene K. ihn »mit großen Augen« angeschaut und zu schreien begonnen, sodass er sich sehr erschreckt habe. Daraufhin habe er sie »mit dem Kopf so lange in die Decke gedrückt bis sie tot war«.

Die Beamten fragen ihn, warum er Frau K. töten wollte und D. antwortet: »Ich wollte Frau K (...) nicht töten. Ich wollte sie überfallen und Geld von ihr haben.« Auf die Nachfrage hin, warum er dann das Gesicht von Frau K. so lange in das Kissen gedrückt habe, bis sie tot war, behauptet D., er habe sich in einem Konflikt, erwischt zu werden, befunden. Die alte Frau zu töten, habe er nicht geplant.

Nach dem Mord verlässt Olaf D. den Tatort, nicht ohne Helene K. vorher im Bett zu »arrangieren«. Er legt sein Opfer auf den Rücken und deckt es zu. Danach wischt er säuberlich alle Griffe und Gegenstände, die er berührt hat, ab und verschwindet ungesehen.

Der Arzt, der am 11. Juni 2011 die Todesbescheinigung von Helene K. ausfüllt, gibt als Todesursache »Herzversagen«, also eine natürliche Todesursache an und befindet eine Obduktion nicht für nötig.

Auf Antrag der Staatsanwaltschaft Bremerhaven wird auch Helene K., genau wie Margarete N. und Lisbeth N., am 18. Juni 2001 obduziert. Die Rechtsmediziner stellen fest:

Merkmale stumpfer äußerer Gewalteinwirkung:

» Kopfhautunterblutung im vorderen Scheitelbereich,
» pfenniggroße Unterblutung am rechten Nasenflügel,
» geringfügige Einblutungen an Oberlippe und Unterlippe,
» eine markstückgroße Hautunterblutung an der rechten Schulter sowie weitere Unterblutungen der Haut und äußeren Schichten des Unterhautfettgewebes an beiden Unterarmen und am linken Kleinfinger.

Anzeichen für ein Erstickungsgeschehen:

» starke Blausüchtigkeit des Gesichts und des Blutes,
» vereinzelt punktförmige Unterblutungen unter der Herzaußenhaut,
» sowie eine allgemeine akute Lungenüberblähung.

Zusammenfassend geben die Rechtsmediziner als Todesursache »Ersticken (mechanisch) durch Bedecken der äußeren Atemöffnungen« an und vermerken auf dem Obduktionsschein: »Tötungsdelikt«.

»... klaffende Rippenbrüche, dreifacher Bruch der Brust- und Halswirbelsäule ...«

Am Morgen des 12. Juni, nicht einmal zwei Tage nach dem dritten Mord, ist es wieder soweit: Olaf D. ist auf der Suche nach neuen Geldquellen. Wieder sucht er sich ein wehrloses Opfer, dieses Mal ist es die 85-jährige Lieselotte S. Er kennt das spätere Opfer recht gut, war mehrfach bei ihr in der Wohnung, allerdings nie allein, weil die alte Dame darauf bestand, dass kein Mann, sondern eine andere Frau sie bei der Körperpflege unterstützte. So weiß D. auch, dass Lieselotte S. in bescheidenen Verhältnissen lebt. Er sagt später aus, nicht mehr als 200 Mark erwartet zu haben. Und doch macht er sich trotz dieser geringen Summe zu ihr auf den Weg.

Ahnungslos öffnet die alte Frau ihrem späteren Mörder die Tür, fragt ihn freundlich nach seinem Befinden, bittet ihn herein. Auf dem Weg ins Wohnzimmer erzählt sie D., dass gleich eine Pflegerin komme. D. muss sich beeilen. Er packt Lieselotte S., hält sie fest und drängt sie in ihr Schlafzimmer. Seinen Angaben nach wehrt sich die alte Frau gar nicht, was ihn überrascht. Dann drückt er sie auf das Bett, kniet sich über sie. Lieselotte S. scheint nun doch Widerstand geleistet zu haben, denn D. sagt aus: »Mit der Linken hielt ich ihren linken Arm, weil sie, genauso wie Frau K (...), damit versuchte, mich zu greifen.« Er fragt sie, wo sie ihr Geld aufbewahrt, aber die alte Dame antwortet nicht. Stattdessen beginnt sie, zu schrei-en. D. will, dass sie damit aufhört und drückt ihren Kopf mehrere Minuten lang fest in das Kissen, so stark, dass sein rechter Arm schmerzt: »Das tat sehr weh. Ich meine damit, daß die Muskulatur meines rechten Unterarmes so sehr beansprucht wurde, daß ich Schmerzen bekam. Vor ca. 1 Jahr wurde ich am rechten Ellenbogen bei Dr. (...), in Cuxhaven, ambulant operiert, weil dort ein Fettgeschwür festgestellt wurde. Dieses wurde durch eine Operation entfernt.«

Weil sein Arm so schmerzt, setzt er sich auf den Rücken der alten Frau, so behauptet er später. Nach ungefähr fünf Minuten hebt er ihren Oberkörper an, um nachzusehen, ob er sein Ziel erreicht hat. Die leblose Lieselotte S. rutscht dabei vom Bett auf den Fußboden, beginnt zu stöhnen. Dies stört D., er hat Angst, dass die Nachbarn etwas hören könnten und so greift er sich ein Kissen: »Mit diesem Kissen wollte ich das Stöhnen dämpfen. Darum ließ ich ihren Kopf mit dem Gesicht nach unten in das Kissen fallen.«

Angeblich stürzt just in dem Moment ein Teewagen um und fällt auf den Hinterkopf von Lieselotte S., weil es an der Tür klingelt, D. sich erschreckt und im Aufstehen nach irgendetwas greift, um sich »hochzuziehen«.

Er schleicht zum Küchenfenster. Von dort aus kann man auf den Flur vor der Wohnungstür sehen. Als er niemanden erspäht, öffnet er die Wohnungstür und schaut über die Brüstung eines Laubenganges nach unten, wo er auf dem Parkplatz das Auto einer Pflegerin des *ASB* sieht. In der Wohnung, so behauptet D. während der Vernehmung, beginnt nun sein Opfer wieder zu stöhnen. Er eilt zurück, fürchtet, dass Lieselotte S. »aufgestanden war bzw. sich hochgezogen hatte«.

Der vernehmende Beamte fragt D., was dieser in dem Fall mit Frau S. gemacht hätte und er antwortet: »Wenn sie aufgestanden wäre, hätte ich sie wieder auf das Kissen zurückgedrückt. Sie lag aber immer noch so, wie ich sie verlassen hatte, bewegte jetzt aber die Finger der linken Hand. (...) Inzwischen hatte ich die Wohnungstür wieder zugemacht, damit mich niemand von draußen sieht. Als es nun aber das dritte Mal klingelte, habe ich die Wohnungstür aufgemacht und bin im Treppenhaus zwei bis drei Stockwerke nach oben gelaufen. Ich befürchtete, daß meine ehemalige Kollegin nach oben kommt.«

D. verlässt fluchtartig das Haus. Es existieren Aussagen, dass Lieselotte S. einen höheren Geldbetrag in der Wohnung verwahrte, der nach ihrem Tod verschwunden war. D. bestreitet dies in der Vernehmung vehement. Er habe gar nicht die Zeit gehabt, danach zu suchen, da er »in voller Panik« geflüchtet sei.

Die Rechtsmediziner finden bei Lieselotte S. massive Verletzungen, unter anderem Rippenbrüche und einen dreifachen Bruch der Brust- und Halswirbelsäule (s. u.). In der Vernehmung halten die Beamten D. dies vor. Seine Schilderung des Tatherganges passt nicht dazu, er muss deutlich stärkere Gewalt angewendet haben. Damit konfrontiert, behauptet Olaf D., dass er die alte Frau »zeitweise auch mit dem Gewicht meines Oberkörpers belastet« und sich vielleicht ein wenig

»mit einem Knie in ihren Lendenwirbelbereich« abgestützt habe. Zudem sei ja der Teewagen umgestürzt. Als er die Wohnung verlassen habe, sei Frau S. noch am Leben gewesen.

Eine halbe Stunde nach dem Mord holt D. Sylvia ab. Sie hat vorher mit ihm telefoniert. Bei diesem Anruf, so wird sie später aussagen, hört sie im Hintergrund jemanden um Luft ringen und röcheln. Sylvia glaubt D.s Worten, eine alte Dame sei gerade kollabiert und er müsse ihr helfen. Kurz darauf trifft sie sich mit Olaf – er hat Schmerzen im Arm.

Lieselotte S. wird noch am gleichen Tag in ihrer Wohnung tot aufgefunden. Der hinzugezogene Hausarzt bescheinigt einen natürlichen Tod.

Drei Tage später wird Lieselotte S. obduziert. Die Rechtsmediziner notieren:

Merkmale sehr massiver stumpfer äußerer Gewalteinwirkung gegen Hals und Brustkorb mit einer massiven Brustkorbquetschung:

» klaffende, kräftig unterblutete Rippenbrüche in Form von zwei Rippenserienfrakturen,
» dreifacher Bruch der Brust- und Halswirbelsäule,
» handtellergroße frische Einblutungen in der Vorderwand des Magens,
» mehrfache Blutungen über beiden Schulterblättern,
» mehrfache Blutungen in der neben der Wirbelsäule gelegenen Muskulatur des Halsansatzes und der oberen Brustwirbelsäule,

Anzeichen für ein Erstickungsgeschehen:

» zahlreiche kleinfleckförmige Hautunterblutungen in der Mundregion, der Nasenregion und der Stirn- und Wangenhaut des Gesichtes,
» akute Lungenüberblähung,
» herzförmige Lungenüberwässerung.

Zusammenfassend geben die Rechtsmediziner als Todesursache »Ersticken nach massiver stumpfer Brustkorbquetschung mit Brustkorbniederbruch sowie mehrfachen Hals- und Brust-wirbelfrakturen« an. Ein Brustkorbniederbruch stelle sich übertrieben gesagt dar, »als wäre da ein Panzer drübergefahren«, erklärt Professor Püschel in einem Interview.

Am Vormittag des 13. Juni sitzt D. mit seiner »Freundin« Sylvia in einem Bremerhavener Café. Das Paar wird beobachtet. Sie streiten sich. Lautstark. Über die Todesstrafe. D. ist vehement dagegen. Selbst »Massenmörder dürften nicht hingerichtet« werden, hört ein Anwesender. Sylvia R. ist nicht seiner Ansicht. D. redet sich in Rage, steht schließlich auf und geht. Nur zwei Tage später wird der fünffache Mörder gefasst.

Die Freundin ist bis dahin völlig ahnungslos.

»... und dabei vielleicht ihr Genick gebrochen haben könnte ...«

Olaf D. wird am Abend des 14. Juni gegen 21 Uhr festgenommen. Davor hat er nach Lisbeth N., Margarethe M., Helene K. und Lieselotte S. eine weitere Frau – Anneliese K., umgebracht und einen Mordversuch an Martha N. unternommen.

Gegen 8.30 Uhr klingelt D. bei Frau K. Auch sie kennt er aus seiner Tätigkeit als Pflegedienstleiter, auch sie öffnet ihm arglos die Tür, lässt ihn ein. Angeblich hat er auch hier nicht vor, die alte Frau umzubringen, will sie stattdessen fragen, ob sie ihm »Geld leihen würde«. Auch hier steht der tägliche Besuch des Pflegedienstes kurz bevor und D. behauptet später, erst durch diesen Umstand »eine Art Panik« bekommen zu haben, weil er die Entdeckung fürchtete.

Die Socke hat er – so wird er es später aussagen – jedoch schon über die Hand gezogen.

D.s Vorgehen ist immer gleich. Er umklammert seine Opfer von hinten, drängt sie in ihre Schlafzimmer, drückt sie mit seinem Körpergewicht aufs Bett und wartet, bis sie erstickt sind. Anneliese K. wehrt sich heftig, doch sie hat gegen den 130-Kilo-Mann keine Chance. Ihre Leiche wird noch am Abend des 14. Juni um 19.30 Uhr von einem Mitarbeiter des *ASB* gefunden, der die Polizei informiert. So können die Vernehmungsbeamten D. mit den Verletzungen der 89-Jährigen konfrontieren und seine Schutzbehauptungen ad absurdum führen.

D. behauptet, er habe das Gleichgewicht verloren und sei auf den Körper der alten Frau gefallen: »Ich vermute, daß ich beim Aufrichten meines Körpers und andauerndem Festhalten ihres Gesichtes, ihren Kopf gedreht haben muß und dabei vielleicht ihr Genick gebrochen haben könnte. Sie war schlagartig leblos. Zumindest habe ich es erst jetzt realisieren können. Ich halte es auch für möglich, daß der Tod auch dadurch eingetreten sein könnte, als ich auf sie rauffiel (...)«

Wieder arrangiert er die Tote auf ihrem Bett, dreht sie auf den Rücken und schiebt sie so zurecht, dass die Beine heraushängen und die Füße den Boden berühren. In Anneliese K.s Pflegemappe sieht er, dass für diesen Morgen noch keine Blutdruckwerte eingetragen worden sind. Das heißt, der tägliche Besuch des Pflegedienstes steht kurz bevor. Er muss sich beeilen, beseitigt jedoch vorher noch akribisch alle Spuren, wischt Oberflächen und Türklinken – wie immer mit der Tennissocke – ab.

Gegenstände will er nicht entwendet haben. Vielleicht gab es in der Wohnung von Anneliese K. keine Bargeldvorräte. D. hat sein Ziel nicht erreicht, er braucht dringend Geld. In der Vernehmung sagt er den Beamten: »(...) Anschließend bin ich direkt zu Frau N (...) gefahren. Das kam auch deswegen, weil ich nach dieser Tat bei Frau K (...) noch nicht wieder ganz klar war. Es war nicht so gelaufen, wie es geplant war. Ich hatte immer noch kein Geld und erhoffte dieses nun bei Frau N zu bekommen.«

Anneliese K. wird noch in der Nacht zum 15. Juni obduziert. Die Rechtsmediziner finden zahlreiche Beweise für heftige Gewalteinwirkung unter anderem:

» Kopfhauteinblutungen; Hautunterblutungen an der Stirn, in der Scheitelregion, am Kiefer und am Ohr; sowie an der gesamten linken Gesichtshälfte,
» Schleimhautblutungen im Mund,
» Blutaustritt aus dem linken Gehörgang,

» frische Hautunterblutungen (»blaue Flecken«) an den Armen, am Handrücken und an den Ober- und Unterschenkeln.

Hinzu kommen Anzeichen für Ersticken: akute Lungenüberblähung, Rechtsherzerweiterung, zahlreiche punktförmige Hautblutungen, vor allem im Gesicht, Blausüchtigkeit des Blutes und der Organe. Anneliese K. hat sich zudem erbrochen und den Mageninhalt wieder eingeatmet.

»… Das war wie Sterben …«

Olaf D. hat das erwartete Geld nicht gefunden. Er versucht erneut sein Glück. Dieses Mal soll es die 82-jährige Martha N. treffen. Hier ist er sich ziemlich sicher, dass die alte Dame über Bargeld verfügt. Er sagt in der Vernehmung aus: »So etwas erfährt man schon mal, wenn man als Krankenpfleger bei den Patienten tätig ist.«

Eine halbe Stunde, nachdem er Anneliese K. umgebracht hat, taucht D. bei Martha N. auf. Sie kennt ihn, er hat damals mit ihr die Aufnahmeformalitäten beim *ASB* erledigt.

Bei Martha N. ist der Pflegedienst gerade gegangen. D. kann sich ganz sicher fühlen. Angeblich wird ihm jetzt seine »finanzielle Not wieder so sehr bewußt«, dass er sein übliches Prozedere abspult, wie immer mit der durch eine Tennissocke geschützten rechten Hand.

D. schubst Martha N. ins Schlafzimmer, drückt sie auf ihr Bett, hockt sich über sie, sitzt auf ihrem Rücken und presst das Gesicht der alten Frau ins Kissen, solange, bis sie ihm verrät, dass in ihrer Handtasche im Schrank in der Küche 300 Mark seien. Das ist D. nicht genug, er quält die alte Frau weiter, drückt auf ihren Kopf, verlangt nach mehr, bis sie ihm sagt, wo sich ihre Geldkassette mit den Ersparnissen, 3.000 Mark, befindet. Nachdem er auch das aus Martha N. herausgepresst hat, drückt er sie so lange brutal in das Kissen, bis sie bewusstlos ist und macht sich dann auf die Suche nach dem Geld. In diesem Augenblick klingelt das Telefon im Flur. D. nimmt den

Hörer ab und legt sofort wieder auf. Nun will er nach seinem Opfer sehen, als das Telefon erneut klingelt. D. bekommt Panik, packt die Geldkassette und die Schraubenzieher, mit denen er diese aufgebrochen hat, in eine Plastiktüte und flieht.

In der Vernehmung wird er gefragt, ob er während der Tat mit dem Gedanken gespielt habe, Martha N. zu töten. Dies verneint Olaf D. Die Beamten fragen nach: »Aufgrund der körperlichen Verfassung und des hohen Alters hätten Sie als examinierter Krankenpfleger damit rechnen müssen, daß aufgrund Ihres körperlichen Einwirkens auf Frau N (...) diese dabei hätte zu Tode kommen können.«

D. berichtigt sich daraufhin: »(...) ich hatte mich nicht mehr unter Kontrolle. Erst, als ich von ihr gelassen hatte und das Haus verlassen hatte, wurde mir bewußt, was hätte passieren können. Ich meine damit, daß Frau N (...) bei diesem Vorgang durchaus hätte sterben können.«

Kurz nach der Tat scheint ihm dies egal zu sein. Ungerührt fährt er mit der Beute zuerst zu den Stadtwerken, bezahlt seine seit langem ausstehende Stromrechnung – eine erneute Stromsperrung war ihm angekündigt worden, und holt danach Sylvia R. zu Hause ab. Sie gehen gemeinsam essen, D. lädt großzügig ein, bezahlt ihr den Frisör und die Fußpflege. Er tankt das Auto voll. Am Nachmittag machen sie einen Rundflug von Nordholz nach Helgoland und zurück für knapp 300 Mark.

D. hat an diesem Tag eine Frau umgebracht, bei einer zweiten hat er es versucht. Er wirkt beschwingt. Hat er die Taten verdrängt? Die psychiatrische Gutachterin erklärt, dass die Situationen für Olaf D. nicht unbedingt belastend gewesen sein müssen und erläutert: »Ob da nicht jemand, ich möchte fast sagen, seinem neuen Berufsfeld nachgegangen ist, einen Gelderwerb zu tätigen – ich betone eben das Kaltblütige – und nach verrichteter Arbeit, die unterschiedlich gut gelungen ist, sich dann dem angenehmen Leben zuzuwenden.«

Martha N. wird von ihrem Sohn gefunden, der den Notarzt und kurz darauf auch die Polizei alarmiert. Sie beschreibt den Täter, kennt ihn vom *ASB*. Martha N. kommt ins Krankenhaus, wo sie mehr als vier Wochen behandelt wird. Daran schließt sich eine ebenso lang andauernde Rehabilitation an. Die alte

Frau ist schwer traumatisiert. Noch Monate später vor Gericht zittert sie bei der Schilderung der Ereignisse und sagt: »Ich war wie gelähmt, konnte nicht schreien. ... Das war wie Sterben.« Die Polizei findet Olaf D. noch am Abend des 14. Juni. Gegen 21 Uhr erwarten sie ihn vor seiner Wohnung. D., der Sylvias Wagen fährt, sieht das Polizeiauto und flüchtet in die Lessingstraße. Die Beamten folgen. Er springt aus dem Auto, will fliehen, bemerkt, dass er keine Chance hat und lässt sich festnehmen. Die Freundin, die mit im Auto sitzt, macht die Polizei auf 1.000 Mark aufmerksam, die D. schnell noch unter einer Fußmatte versteckt hat.

Die Beamten glauben zuerst, es mit einem gewöhnlichen Raubmörder zu tun zu haben. Dass sie einen Serienmörder geschnappt haben, der innerhalb weniger Tage fünf alte Frauen ermordet hat, wissen sie zu dem Zeitpunkt noch nicht – es wird sich jedoch sehr schnell herausstellen. Am gleichen Abend meldet sich ein besorgter Pflegedienstleiter bei den Beamten. Eine seiner Betreuten, die 89-jährige Anneliese K., aus Geestemünde, öffne die Tür nicht. Die Wohnung wird gewaltsam geöffnet, die Polizei findet die alte Frau tot auf ihrem Bett.

Die erste Vernehmung des vermeintlichen Raubmörders findet in der Nacht vom 14. auf den 15. Juni 2001 von 1.10 Uhr bis 5.15 Uhr statt. D. fühlt sich gut, gibt zu Protokoll: »Obwohl es mittlerweile 01.45 Uhr ist, fühle ich mich fit genug, diese Vernehmung mitzumachen.« Er behauptet, er habe Martha N. nicht töten wollen, sondern sei sich sicher gewesen, dass sie überleben würde. Schließlich würde der unbekannte Anrufer ja sicher demnächst nach ihr schauen. Dass sein sechstes Opfer den brutalen Angriff überlebt hat, ist, laut D. erfreulich: »Ich bin eigentlich froh, daß Frau N (...) überlebt hat und ich daher als Täter überführt werden konnte. Ich hätte eventuell weitergemacht und weitere Menschen hätten sterben können. (...)«

Am 17. Juni wird Haftbefehl wegen zweifachen Mordes und versuchten Mordes gegen Olaf D. erlassen und Untersuchungshaft angeordnet. Die Ermittlungsmaschinerie beginnt zu rattern.

Am 20. Juni 2001 äußert sich D.s Anwalt vor der Presse. Das Medienaufgebot ist immens. Zahlreiche Mikrofone recken sich dem Mann im dunklen Anzug entgegen, als er zu den Taten seines Mandanten Stellung nimmt. Sein Mandant habe nicht die Kraft besessen, sich selbst zu stellen, jedoch die Polizei auf seine Spur bringen wollen, so der Rechtsanwalt. »Er wollte gefasst werden, um nicht noch mehr Morde zu begehen.« Nur deshalb habe er das sechste Opfer, Martha N., überleben lassen. Es stimme nicht, dass er die Tat abgebrochen habe, weil er überrascht worden sei.

Olaf D. sei ein reuiger Täter, der ein Unrechtsbewusstsein besitze, ein »gutmütiger Mensch«, der sehr hilfsbereit und sozial engagiert sei. Zudem sei D. sehr einsam gewesen. Nach seiner Scheidung habe er einen Selbstmordversuch unternommen. Im Bordell sei D. nur ein einziges Mal gewesen. Dabei habe er Freundschaft mit einer Prostituierten geschlossen. Mit ihr habe er eine kleine Familie und eine Art heile Welt gründen wollen. Da Olaf D. zu diesem Zeitpunkt bereits fast 50.000 Mark Schulden hatte, habe er versucht, von irgendwoher weiteres Geld zu besorgen. Um Pfingsten herum seien dann »alle Dämme gebrochen«.

Laut seinem Anwalt zeigt D. sich bisher in den Vernehmungen sehr kooperativ. »Sonst wären ja die Morde bis jetzt nicht aufgeklärt worden.« Die Beweisdecke, so der Anwalt, sei dünn. Er fügt hinzu: »An lebenslänglich kommen wir kaum vorbei. Vielleicht kann man noch die Sicherheitsverwahrung abwenden. Für Missstimmung sorgt bei mir allerdings, dass Richter (...) seine Meinung, mein Mandant habe die Tat kaltblütig geplant, vorab so klar äußert.«

Der Fallanalytiker Stephan Harbort hat zu diesem Zeitpunkt die Taten von rund 80 Serientätern seit Gründung der BRD erforscht. Nur zwei davon stellten sich freiwillig. Viele andere hingegen blieben über Jahre hinweg unentdeckt.

»Nur« fünf?

Neben den fünf Morden, die D. gestanden hat, untersucht die Polizei im Sommer 2001 noch eine Reihe weiterer Todesfälle älterer Menschen zu denen Olaf D. als stellvertretender Pflegedienstleiter Kontakt hatte.

Exhumiert wird zum Beispiel die 70-jährige Nachbarin von Olaf D., die auf dem Leher Friedhof in Bremerhaven begraben wurde. Professor Püschel ist dabei. Das Ergebnis deutet auf einen natürlichen Tod hin, die Frau starb an einer doppelseitigen Lungenentzündung.

In einem weiteren Fall handelt es sich um eine verstorbene 97-jährige Pflegebedürftige – hier wird im Nachhinein ebenfalls ein natürlicher Tod festgestellt.

Im Fall einer gehbehinderten Frau aus Bremen-Vegesack, die im Januar 2001 in ihrer Wohnung niedergestochen und dann mit einem Kissen erstickt wird – lässt sich D. die Tat nicht zuordnen. Bei zwei Männern im Alter von 80 und 81 Jahren, die bereits im März und April 2001 verstorben sind, können die Gerichtsmediziner leider nichts mehr feststellen – sie wurden eingeäschert. D. bestreitet vehement, mit den Todesfällen etwas zu tun zu haben.

Die Polizei versucht unterdessen, in den Monaten bis zum Prozessbeginn, ein Bewegungsbild von Olaf D. für die Wochen vor den Morden in Bremerhaven zu erstellen. Nachweisbar ist, dass er innerhalb von zwölf Tagen über 3.000 Kilometer mit einem Leihwagen zurückgelegt hat und dass mindestens zwei Personen gefahren sind. Wo war D. überall und was hat er dort gemacht? Olaf D. schweigt.

Am 21. Juni werden D.s Taten nachgestellt, um weitere Aufschlüsse zu erhalten. Mit einem *VW Multivan* fahren Zivilbeamte mit D. zu den Tatorten, er trägt Handschellen und die Kleidung aus der Justizvollzugsanstalt: einen grauen Jogginganzug und Sandalen.

In der Wohnung von Lieselotte S. demonstriert D. mit einer Puppe sein Vorgehen. Sein Anwalt, Thomas D., kommentiert später, dass sein Mandant »eng mit der Polizei« zusammengearbeitet habe. Der Trupp macht sich auf zum nächsten Tatort. Olaf D. hält entweder den Kopf gesenkt oder verdeckt das

Gesicht mit einem Pullover, damit die Presse ihn nicht fotografieren kann. An den Folgetagen werden die Rekonstruktionen fortgesetzt.

Zwölf Beamte arbeiten direkt in der Sonderkommission, die mit D.s Morden befasst ist, weitere werden beigeordnet, insgesamt sind es zwanzig. Das gesamte Lebensumfeld von D. wird ausgeleuchtet. Schließlich erweitert die Staatsanwaltschaft den Haftbefehl gegen Olaf D. auf fünf vollendete und ein versuchtes Tötungsdelikt.

»... beispiellos in der deutschen Verbrechensgeschichte«

Der Prozess beginnt noch im gleichen Jahr. Er wird nur sechs Tage dauern. D. hat die Taten gestanden, daher braucht das Gericht nur wenige Zeugen zu vernehmen. Auch Professor Klaus Püschel ist anwesend. Er ist als Sachverständiger zur Erstattung rechtsmedizinischer Gutachten geladen.

Zahllose Journalisten und Fernsehteams warten auf den Angeklagten. Olaf D. betritt den holzvertäfelten Saal des Bremer Landgerichtes. Er trägt einen dunklen Anzug, dunkelblaues Hemd, darunter ein helles Shirt, im Gesicht glänzt die goldgerahmte schmale Brille. Der Mörder wirkt harmlos, sein gut gepolstertes Gesicht lässt ihn deutlich jünger erscheinen. Olaf D. nimmt auf einem der altehrwürdigen Holzstühle neben seinem Anwalt Platz, tut geschäftig, unterhält sich mit diesem. Die Blitzlichter der Fotografen erträgt er scheinbar stoisch.

Der Staatsanwalt wird später in einem Fernsehinterview sagen, dass dies ein besonderer Fall für ihn gewesen sei. Der Fall D. sei »der größte« in seiner gesamten dienstlichen Tätigkeit gewesen.

Die Anklageschrift wird verlesen. Die Anwesenden im Gerichtssaal hören, was D. vorgeworfen wird:

»(...) Der Angeschuldigte handelte unter den erschwerten Voraussetzungen des Paragrafen 211 A. 1 StGB, da er die Arglosigkeit und relative Wehrlosigkeit seiner betagten Opfer, die zu ihm ein Vertrauensverhältnis aufgebaut hatten, gröblich missbrauchte. Sein Motiv war Habgier, es kam ihm allein darauf an, sich in den Besitz der bei seinen Opfern vermuteten Bargeldbeträge zu setzen, um seinen Lebensunterhalt bestreiten und gegenüber Frau R(...) demonstrieren zu können, dass er ein Mann in soliden Einkommensverhältnissen sei. (...) Nach seiner fristlosen Kündigung unternahm er nichts, um eine gleichwertige Tätigkeit als Krankenpfleger aufzunehmen. Auch meldete er sich nicht arbeitslos. Er hatte also spätestens seit der Tat vom 05.06.2001 beschlossen, seinen Lebensunterhalt durch Raubhandlungen zu bestreiten, die eine Tötung seiner Opfer einschloss. Die Taten geschahen auch zur Verdeckung der zuvor geplanten Raubhandlungen. Dafür spricht, dass er allen Frauen persönlich bekannt war, keine Maskierung benutzte und bei Verlassen der Wohnungen systematisch die Spuren beseitigte. Er hätte unschwer als Täter identifiziert werden können, falls ein Opfer überlebt hätte, wie es im Fall N(...) tatsächlich geschah. (...)«

Die Verteidigungsstrategie wird schnell offenbar. D.s Verteidiger versucht gar nicht erst, auf Totschlag – das minder schwere Delikt – zu plädieren, schließlich hat D. die fünf Morde gestanden.

Jedoch behauptet der Verteidiger, dass eine besondere Schwere der Schuld nicht gegeben sei. Zur Entlastung seines Mandanten führt er an, dass dieser ein Geständnis abgelegt habe. Dazu komme, dass die Geldforderungen seiner Freundin die finanziellen Probleme D.s. verstärkt hätten. Er plädiert für eine »angemessene Strafe«. Schließlich habe Olaf D. das letzte Opfer »bewusst bewusstlos liegen lassen«.

Die psychiatrische Gutachterin von Olaf D. hat allerdings für sein Verhalten bei der letzten Tat eine andere Antwort: »Ich denke, in erster Linie versucht Herr D (...) auch da, ein positives Selbstbild zu generieren (...) in der nicht-ehrenwerten Serie noch etwas Ehrenhaftes zu konstellieren, weil er eben um ein oberflächlich sympathisches und angepasstes Bild bemüht ist (...)«

»Kaltherzig, heimtückisch und aus Habgier«

In der Fernsehdokumentation »Die großen Kriminalfälle – Der Oma-Mörder von Bremerhaven« aus dem Jahr 2008 drückt der Sprecher gleich zu Beginn das aus, was viele Menschen denken: »... dass Olaf D (...) innerhalb von nur zehn Tagen fünf Frauen ermordet und eine sechste *beinahe* ermordet hat. Kaltherzig, heimtückisch und aus Habgier. (...) seine Opfer waren alle über 80 Jahre alt und lebten allein. Arglos und zutraulich haben sie Olaf D (...) die Türen ihrer Wohnung geöffnet, ihn hereingebeten und mit ihm geplaudert weil sie ihn ja kannten, als den ‹großen Teddybären› vom Pflegedienst. Und er hat sie gefoltert, und beraubt und umgebracht.«

Im Verlauf des Prozesses kommen die Zeugen zu Wort. Auch Professor Klaus Püschel ist an mehreren Prozesstagen im Gericht anwesend. Akribisch notiert er sich Details der Zeugenaussagen auf einer Kopie der Anklageschrift. Er wird ausführlich zu den Ergebnissen der Obduktionen der fünf Opfer befragt. Im Nachhinein stellt er fest: »Der Fall D (...) war außergewöhnlich. In vielerlei Hinsicht. So einen habe ich vorher nie bearbeitet und hinterher auch nicht wieder (...)«

Auch Olaf D. »möchte aussagen«. Er schildert die Morde. Emotionslos. So, als beschreibe er eine technische Versuchsanordnung. Wie es zu den Verletzungen seiner Opfer, darunter Rippenbrüche und einen Bruch der Brust- und Halswirbelsäule kommen konnte, weiß Olaf D. nicht: »Ich kann mir die Verletzungen nicht erklären, ich habe sie nicht geschlagen und nicht getreten.« Schutzbehauptungen? Hat er das Tatgeschehen komplett verdrängt? Auf die Frage des Richters, wie er den Tod seiner Opfers festgestellt habe, erklärt D., er habe »den Puls gefühlt« und auch »die Atmung geprüft«. Alles kann er also nicht verdrängt haben: »Ich stellte fest, dass sie tot war.« Später erklärt er auf Nachfragen »Egal war es mir nicht« und begründet sein Tun so: »Ich habe mich in einer Zwangssituation befunden.«

Martha N., die den Mordversuch überlebt hat, hat auch zum Zeitpunkt des Prozesses – ein halbes Jahr später – noch Angst und leidet unter Schlafstörungen.

Im Film »Der Oma-Mörder von Bremerhaven« sagt sie: »Er hat mich gequält. Weil, ich sollte ihm sagen, wo das Geld ist und sonst nix.« Zum Zeitpunkt der Filmaufnahmen ist Martha N. 89 Jahre alt, lebt in einem Altersheim und ist ein bisschen vergesslich geworden. Aber das, was Olaf D. ihr angetan hat, das vergisst sie nicht: »Es war brutal, entwürdigend und schmerzhaft.«

»Ich wollte sie nicht töten«, antwortet der Mörder von fünf Frauen vor Gericht und der Vorsitzende Richter entgegnet ihm darauf: »Ich glaube, es gibt niemanden im Saal, der Ihnen das glaubt.«

Auch der Kriminalpolizist Martin H. aus Bremerhaven äußert sich zu D.s Schutzbehauptungen. »Er hätte weiter gemordet«, sagt er lapidar.

Am vierten Verhandlungstag ist die »Freundin« von Olaf D., Sylvia, geladen. Sie spricht offen über ihre »Beziehung«, amüsiert sich über die Phantasien D.s., sie habe ihn auch geliebt, lacht D. regelrecht aus. Der Mann, der ihr gegenüber den dicken Max markiert hat, wirkt sichtlich enttäuscht. Anscheinend hat er seine Vorstellungen tatsächlich geglaubt.

»Sie hatte keine Probleme damit, sich als Prostituierte zu gerieren, auch einzuräumen, dass sie nur auf das Geld von Olaf D (...) aus gewesen sei«, sagt der Vorsitzende Richter im Fernsehinterview und fügt hinzu: »(...) und sagte auch von sich aus (...) dass sie einem Mann grundsätzlich alles erzählen würde, was er von ihr hören wollte; sie sei Freundin, Geliebte, Vertraute, was auch immer der Mann sich von ihr erhoffe.«

Eine »Liebesbeziehung« habe nie bestanden, so Sylvia R. vor Gericht. Das Verhältnis sei von ihrer Seite aus rein beruflich gewesen. Sie sei schließlich eine Prostituierte. Wenn jemand mit viel Geld zu ihr komme, dann steige sie auf jede Tour ein, die der Gast sich wünsche.

D.s Verteidiger findet das eine passende Erklärung für das Verhalten seines Mandanten. Ohne Sylvia R., so behauptet der Anwalt, hätte D. womöglich nie mit dem Morden begonnen. Er habe der attraktiven Frau mit finanziellen Mitteln imponieren wollen, weil er sich nach Liebe und Zärtlichkeit gesehnt habe. D.s Vorleben, die Schulden, das Verfahren wegen Unterschlagung – all das, bevor dieser Sylvia kennen lernte, scheint der Anwalt dabei zu vergessen.

1.480 Mark für fünf tote Frauen

Um auszuschließen, dass Olaf D. vermindert schuldfähig ist, wird er im Vorfeld des Prozesses von der Chefärztin der Forensischen Klinik Bremen-Ost, Dr. Nahlah S., begutachtet.

Vor Gericht erläutert sie ihr Gutachten. Sie betont D.s kognitive Fähigkeiten. »Die hochkomplexe Tatplanung lässt auf eine aktive Leistung schließen.«

D. zeigte sich der Gutachterin gegenüber, so sagt sie aus, zuvorkommend und höflich, wirkte gesellig. Er habe den Beruf des Pflegers gewählt, um sein immenses Machtbedürfnis auszuleben; Macht über Menschen, die ihm hilflos ausgeliefert waren. Die alten Damen waren allesamt alleinstehend und einsam. Sie freuten sich über jeden Besuch, so auch über den des Pflegedienstleiters Olaf D. Hinter seiner netten, zuvorkommenden Fassade verberge sich jedoch eine hohe Aggressivität, die er – genau wie die Morde – fast vollständig abspalten, also verdrängen konnte. Hinzu komme »pathologisches Lügen«.

Die Gründe für D.s Verhalten sieht die Gutachterin vor allem in seiner Kindheit. Olaf war ein uneheliches Kind, in der BRD Ende der 60er Jahre etwas, für das man sich schämte. Er kompensierte seine Minderwertigkeitsprobleme mit unmäßigem Essen. In der Schule wird er wegen seiner Figur gehänselt, isst noch mehr, ein Teufelskreis. Kann das eine ausreichende Erklärung dafür sein, dass jemand innerhalb kürzester Zeit fünf Menschen umbringt?

Abnorme Verhaltensmuster kann die Gutachterin beim Täter nicht feststellen. Olaf D. hat zwar Minderwertigkeitskomplexe, starke Verdrängungskompetenzen und ein ausgeprägtes Aggressionspotenzial, all das jedoch sind keine Gründe für eine Verminderung der Schuldfähigkeit oder eine Einschränkung der Steuerungsfähigkeit, die zu einer Strafminderung führen könnten. Im Gegenteil, D. habe die Tötung der alten Frauen als neue Erwerbsquelle für sich erkannt. Gründe, mit den Taten aufzuhören, kann die Gutachterin bei Olaf D. nicht erkennen.

Im Film »Der Oma-Mörder von Bremerhaven« sagt die psychiatrische Gutachterin hierzu: »Es handelt sich bei Herrn D (...) um einen Menschen, der sehr mitleidlos ist. Er hat im Wesentlichen Mitleid für sich selbst. Deswegen war er auch zum Teil von Tränen ergriffen, allerdings in Bezug auf seine eigene Person und sein eigenes Schicksal, nicht in Bezug auf andere.« Er habe ihr auch gesagt, dass er sich vorgestellt habe, dass diese hochbetagten Frauen das Geld nicht mehr bräuchten und er es in gewisser Weise nötiger brauchen könne als sie.

Die Staatsanwaltschaft bezeichnet D.s Morde als »beispiellos in der deutschen Verbrechensgeschichte«.

D.s Beute bei den fünf Morden betrug exakt 1.480 Mark. Mit dem Geld, das er bei der überlebenden Martha N. fand, sind es insgesamt 4.880 Mark. Für nicht einmal 1.500 Mark mussten fünf Frauen brutal sterben.

Der Staatsanwalt fordert eine lebenslange Haftstrafe für den Angeklagten und beantragt zudem, die besondere Schwere der Schuld festzustellen, weil es gewichtige Gründe dafür gebe: mehrere Opfer und die Mordmerkmale Heimtücke, Habgier und Verdeckung. Olaf D. habe bei mindestens vier der Taten von vornherein eine Tötungsabsicht verfolgt, »Spontanaktionen« seien sie mitnichten gewesen. Die mitgeführten Socken, mit denen D. die Schreie der Opfer erstickte, setzten Gewaltbereitschaft voraus. Zudem habe der Angeklagte die Einsatzpläne der Mitarbeiter des *Arbeiter-Samariter-Bundes* vorab studiert, um nicht mit ihnen zusammenzutreffen. Auch die Verwirrtheit seiner hochbetagten Opfer habe Olaf D. einkalkuliert. Die Nebenklage schließt sich an.

Danach hält D.s Anwalt sein Plädoyer.

Zum Schluss kommt der Mörder selbst noch einmal zu Wort. Unter Tränen entschuldigte er sich. »Ich verurteile entschieden diese Verbrechen und bitte um Vergebung.«

»Der Erstickungstod ist lang und furchtbar«

»Der Erstickungstod ist lang und furchtbar« – so beginnt der Vorsitzende Richter seine Rede. Über eine Minute müsse man einem Menschen ununterbrochen die Luftzufuhr abschneiden, bevor dieser bewusstlos werde. Der Tod trete erst weitere zwei bis vier Minuten später ein. Stille im Gerichtssaal. Der Sohn eines der Opfer senkt den Kopf. Stellt er sich gerade vor, wie die eigene Mutter qualvoll erstickte?

Der Vorsitzende Richter führt weiter aus: »Zutraulich, freundlich, völlig chancenlos« so seien die späteren Opfer ihrem Peiniger begegnet.

Olaf D.s Mutter weint. Gemeinsam mit seinem Stiefvater sitzt sie in der ersten Reihe. Ist das, was D. getan hat, für seine Mutter überhaupt fassbar?

Hat der Angeklagte in Tötungsabsicht gehandelt? Das Schwurgericht ist überzeugt davon. D. hat seine Opfer erstickt, ihr Todeskampf dauerte mehrere Minuten. Qualvolle Minuten, in denen sich die alten Frauen verzweifelt gewehrt haben – das belegen die Knochenbrüche und Blutergüsse, die festgestellt wurden. Kaum denkbar, dass jemand dies ungewollt in Kauf nimmt, auch wenn er das beteuert. Das Gericht wertet D.s Vorgehen als »heimtückische Morde mit Verdeckungsabsicht« aus Habgier. Auch die Behauptung D.s, er habe gefasst werden wollen und deshalb sein sechstes Opfer am Leben gelassen, ist eine reine Schutzbehauptung, so das Gericht.

Hätte Olaf D. *wirklich* gewollt, dass man ihn festnahm – warum hat er dann nicht nach dem ersten und zweiten Mord bereits ausgepackt, als er nach den Tötungen auf dem Polizeirevier war und über die unterschlagenen Patientengelder befragt wurde? Auch das sechste Opfer, Martha N., hatte vor Gericht eindringlich geschildert, wie D. auch noch, nachdem sie ihm ihr Geldversteck verraten hatte, brutal gegen sie vorgegangen war. Er hatte auch sie töten wollen, dessen sind sich Richter und Staatsanwaltschaft sicher.

Olaf D. nimmt sein Urteil scheinbar regungslos entgegen. Er wird zu lebenslanger Haft verurteilt. Das Gericht stellt zudem die besondere Schwere der Schuld fest. In Deutschland heißt »lebenslänglich« Freiheitsentzug auf unbestimmte Zeit, das sind mindestens 15 Jahre. Danach kann der »Strafrest« zur Bewährung ausgesetzt werden. Besondere Schwere der Schuld bedeutet, dass eine eigens einberufene Strafvollstreckungskammer über eine eventuelle Freilassung D.s entscheiden wird, jedoch nicht bereits nach 15 Jahren verbüßter Haft.

Über die tatsächliche Haftdauer Inhaftierter gibt es keine gesamtdeutschen statistischen Angaben, die Haftzeit ist jedoch in den letzten Jahren stetig gesunken. Laut einer Studie der *Kriminologischen Zentralstelle in Wiesbaden* sitzen »Lebenslängliche« heute im Durchschnitt knapp 18 Jahre im Gefängnis.

Sicherungsverwahrung wird im Urteil nicht verhängt – Olaf D. wird eines Tages wieder freikommen. Vielleicht ist er vorher schon ab und zu »draußen«, nach zehn Jahren Haftzeit kann ein Gefangener den ersten »Hafturlaub« beantragen.

»Wahrscheinlich wäre es nur eine Frage der Zeit gewesen, wann wir dran gewesen wären«

Olaf D. kommt in die Haftanstalt Salinenmoor bei Celle. Dort sitzen Schwerverbrecher, Menschen, deren Haftstrafe mehr als acht Jahre beträgt. Das Klima ist rau hier. Sein Anwalt steht mit ihm in regelmäßigem Kontakt. Mit dem Leben im Gefängnis habe D. sich arrangiert, so der Rechtsanwalt: »Er engagiert sich im Rahmen der Insassenvertretung, arbeitet bei der JVA-Zeitung mit und unterstützt die kirchliche Einrichtung in der Haft.« Der Anwalt hebt das umgängliche Verhalten und die sympathische Art seines ehemaligen Mandanten hervor. Olaf D. »unterscheide sich auffällig« von anderen Schwerverbrechern.

In der Reihe »Die großen Kriminalfälle« zeigt die ARD am 15. Dezember 2008 zum ersten Mal die Dokumentation »Der Oma-Mörder von Bremerhaven«, in dem der Fall Olaf D. dargestellt wird. Angehörige, Kriminalpolizei, Gutachterin Nahlah S. und auch die überlebende Martha N. und ihr Sohn kommen zu Wort.

D. ist »über die Ausstrahlung des Films nicht glücklich«, so sagt sein Anwalt in einem Interview mit dem *Spiegel* und ergänzt: »Er wollte für sich, aber auch im Hinblick auf die Hinterbliebenen, den Fall nicht noch einmal aufrollen.« Ein Antrag vor dem Landgericht Bremen, in dem die Ausstrahlung verhindert werden soll, scheitert. Der Film wird im Juli 2011 erneut ausgestrahlt und ist auch heute noch im Internet abrufbar.

Auch der Richter, der damals den Vorsitz im Prozess gegen Olaf D. innehatte, wird interviewt. »Ich gehe davon aus, dass er 30 Jahre absitzen wird«, sagt er.

D.s Adoptivvater sieht die Sache etwas anders: »Im Grunde genommen dürfte der gar nicht mehr herauskommen. Nach so einer Tat nicht. (...)« Alfred D. ist ein dünner Mann mit traurigem Blick. Er und D.s Mutter sind sich sicher: »Wahrscheinlich wäre es nur eine Frage der Zeit gewesen, wann wir dran gewesen wären.«

Sollte Olaf D. tatsächlich 30 Jahre in Haft verbringen, wird er bis 2031 im Gefängnis sitzen. Bei der Entlassung wird der »Oma-Mörder von Bremerhaven« dann 62 Jahre alt sein.

»Wenn auf den Gräbern aller, die ermordet wurden, Kerzen brennen würden, wären unsere Friedhöfe nachts hell erleuchtet«

Leichenschau und Todesursache in Deutschland

Wie kommt es eigentlich, dass mehrere Morde als »natürlicher Tod« durchgehen konnten? Kann so etwas wieder passieren, wiederholt es sich etwa täglich?

In Deutschland regeln Landesgesetze die sogenannte Totenschau. Das heißt, jedes Bundesland erlässt eigene Gesetze und Vorgaben, wer Tote untersuchen und den Totenschein ausstellen darf und was dabei alles untersucht werden muss. Das liegt daran, dass das Bestattungsgesetz Länderangelegenheit ist. Der Aufbau des Formulars und die Art der darin zu vermerkenden Angaben variieren also in den einzelnen Bundesländern. Der Totenschein, auch Todesbescheinigung genannt, ist zwar eine öffentliche Urkunde, insbesondere der »vertrauliche Teil« kann jedoch von Bundesland zu Bundesland erheblich abweichen.

Wird ein toter Mensch z. B. in seiner Wohnung gefunden, muss ein Arzt die »Leichenschau« durchführen. Nach der Leichenschau gibt er die Todesursache an. Hier nennt er den klinischen Befund, also den Anlass, der unmittelbar zum Tod geführt hat und eventuell zugehörige Grundleiden, die schon länger bestehen können.

Darunter kreuzt der Arzt dann die Todesart an. In der Todesbescheinigung der Hansestadt Bremen zum Beispiel lautet die Formulierung: »Gibt es Anhaltspunkte für ein nichtnatürliches Geschehen im Zusammenhang mit dem Todeseintritt? (Selbsttötung, Unglücksfall oder Tod durch äußere Einwirkung, bei der das Verhalten eines Dritten eine Ursache gesetzt haben könnte, Spättod nach Verkehrsunfall, Lungenembolie durch unfallbedingtes Krankenlager etc.)«

Der Arzt hat also die Wahl zwischen natürlichem oder nicht-natürlichem Tod. Mitunter gibt es auch die Rubrik »ungeklärt«. Erst mit ordnungsgemäß ausgefülltem Totenschein kann bei »natürlichem« Tod eine Bestattung erfolgen. Ist die Todesursache unklar, kann der Arzt ein Kreuzchen bei »Obduktion wird angestrebt« setzen.

Kreuzt der Arzt eine nicht-natürliche oder ungeklärte Todesursache an, beginnt die Polizei zu ermitteln. Bei Verdachtsmomenten beantragt dann die Staatsanwaltschaft eine Obduktion.

Leider existiert schon für die Bezeichnung »nicht-natürlicher Tod« keine verbindliche Definition. In der Wissenschaft liegt ein nicht-natürlicher Tod immer dann vor, wenn der Tod durch eine »medizinisch nicht natürliche Ursache« hervorgerufen wurde. Dies kann zum Beispiel ein Blitzschlag auf freiem Feld sein. Im juristischen Sinne wird ein nicht-natürlicher Tod jedoch immer durch Fremdverschulden verursacht und zieht damit ein Strafermittlungsverfahren nach sich. Es liegen jedoch noch ganz andere Dinge im Argen.

Misere …

Die Leichenschaugesetze fast aller Bundesländer verlangen die Durchführung der Leichenschau an der entkleideten Leiche. Viele Ärzte scheuen sich jedoch, die Leiche auszuziehen. »Nach Trube-Becker (1991) wird die Leichenschau zu 32 %, und nach Brinkmann und Püschel (1991) sogar zu 80 % an der bekleideten Leiche durchgeführt.« *(Grabowski, Die Leichenschau im Stadtgebiet von Münster vor und nach Einführung des Bestattungsgesetzes, Münster 2006).*

Speziell bestellte Leichenschauärzte gibt es in Deutschland – im Gegensatz zu anderen Ländern – nicht. Also werden Todesbescheinigungen, denen ja die Leichenschau vorausgeht, von Hausärzten, Klinikärzten oder auch Notärzten ausgestellt.

Dass diese einen nicht-natürlichen Tod nicht erkennen, hat vielfältige Ursachen. Rechtsmedizin ist zwar ein Prüfungsfach angehender Ärzte, sie müssen jedoch nicht an einer einzigen Obduktion teilnehmen. Die Leichenschau ist zudem unbeliebt bei Ärzten. Oft sind Angehörige anwesend, das Entkleiden und Inspizieren des Toten wirkt dann schnell pietätlos. Manchmal sind die Begleitumstände schwierig, das Bett sehr weich, die Beleuchtung mangelhaft, die Leiche schwergewichtig.

Attestiert der Hausarzt einen nicht-natürlichen Tod, so zieht er schnell den Unmut der Hinterbliebenen auf sich, insbesondere, wenn sich später keinerlei Verdachtsmomente ergeben. Ein »nicht-natürlicher Tod« zieht immer Ermittlungen der Polizei bzw. der Staatsanwaltschaft nach sich. Gerade in Kleinstädten und auf dem Land ist dies eine nicht zu unterschätzende Ursache für ein allzu schnelles Attestieren des »natürlichen Todes«. Bedenkt man jedoch, dass es sich bei Tötungen oft um Beziehungstaten handelt, ist das Risiko, einen Mord zu »übersehen« relativ groß.

Aber nicht nur der den Totenschein ausstellende Arzt kann versagen. Auch das System hat Mängel. Rechtsmedizinische Institute kosten Geld. Nicht in jeder Großstadt existiert eines. In einer Pressekonferenz kurz nach der Ergreifung des Täters Olaf D. weist Professor Püschel die Kritik seines Bremer Kollegen Michael Birkholz zurück, der moniert hatte, die Leichenschau in Bremerhaven liege insgesamt im Argen, weil es dort kein eigenes (rechtsmedizinisches) Institut gebe. In Bremen dagegen stehe rund um die Uhr ein Gerichtsmediziner zur Verfügung, der im Zweifelsfall hinzugezogen werden könne. Das sei jedoch nicht das Problem, so Professor Püschel. Die Crux liege im deutschen System, das eine der niedrigsten Obduktionsraten aller westeuropäischen Länder habe. Eine Studie der Universität Münster aus dem Jahr 1998 ergab, dass »mindestens jede zweite Tötung« nicht erkannt wird.

So schreibt Georg Koch in seiner Dissertation »(...) wurden in 7,4% der untersuchten Todesbescheinigungen Fehler bei der klassifizierten Todesart nur anhand der angegebenen Todesursachen festgestellt. Die durchgeführte Korrektur führte zu einer deutlich höheren Anzahl von Verstorbenen mit nicht natürlicher Todesart (289 statt 97 Fälle). (...)« *(Koch, Analyse von Todesbescheinigungen in einem abgegrenzten ländlichen Gebiet in der Peripherie eines rechtsmedizinischen Einzugsbereiches im Kreis Lippe, 2004)*

Gibt es in Finnland mehr Mörder?

In Finnland werden deutlich mehr »unnatürliche Todesursachen« bei Verstorbenen festgestellt, als in Deutschland. In Deutschland finden sich auf 10.000 Tote (Ende der 90er Jahre) durchschnittlich 20 Tötungsdelikte. In Finnland findet man bei der gleichen Anzahl Toter jedoch 33 Ermordete *(http:// www.kriminalpolizei.de/articles,jeder_zweite_mord_bleibt_unent deckt,1,187.htm, März 2008)*.

Gibt es in Finnland also mehr Tötungsdelikte? Oder werden nur mehr Morde entdeckt, weil die Toten gründlicher untersucht werden? Eine Erklärung findet sich, wenn man die Obduktionsraten Verstorbener in einzelnen Ländern betrachtet.

In Österreich gibt es derzeit eine Obduktionsrate von etwa 17 Prozent. *(Medizinische Universität Wien, Presseinformation, 07.09.2011)*.

In Skandinavien werden nach Angaben aus dem Jahr 1992 zwischen 16 bis 31 Prozent aller Verstorbenen obduziert *(Koch, ebd., 2004)*.

In Deutschland sind es gerade mal zwei bis drei Prozent aller Toten (859.000 Sterbefälle im Jahr 2010).

Wann kommt denn ein Toter in Deutschland überhaupt in die Rechtsmedizin?

Professor Klaus Püschel schreibt hierzu: »Die ‹Weichenstellung› für die Einlieferung in die Leichenhalle der Rechtsmedizin liegt bei dem leichenschauenden Arzt, indem er die Todesursache als ‹nicht natürlich› oder ‹ungeklärt› klassifiziert. (...) Diese Verstorbenen werden im Institut für Rechtsmedizin dann einer (zweiten) Leichenschau durch forensisch geschulte Ärzte unterzogen.«

In Hamburg sind das pro Jahr etwa zehn Prozent aller Verstorbenen. Eine Obduktion sei immer dann geboten, so Professor Püschel, wenn vier Wochen vor dem Todeszeitpunkt keine Krankheitszeichen aufgetreten seien, die auf ein nahendes Ableben hindeuten. Manche Fälle sind nur schwer als Tötungen zu erkennen: »Bekanntlich ist die Beweislage besonders schwierig bei Opfern bestimmter gesellschaftlicher Gruppen wie Alten, Kranken, Kindern und Obdachlosen.« *(Heinemann und Püschel, ebd., S. 129–141).*

Laut Professor Püschel kann eine gerichtsmedizinische Obduktion in 95 Prozent der Fälle die genaue Todesursache klären. In der DDR wurden alle verstorbenen Kinder bis sechzehn Jahre obduziert. Dies ist heute nicht mehr üblich.

Warum wird in Deutschland nicht öfter obduziert? In Thrillern und in Fernsehserien sind Rechtsmediziner oft die Stars. Im wahren Leben nur manchmal.

Klinisch tätigen Ärzten fehlen schon während des Studiums Erfahrungen in der Pathologie. Damit entwickeln sie kein Bewusstsein über den Erkenntniswert von Obduktionen. Dazu kommt zu wenig Erfahrung im Umgang mit den Angehörigen Verstorbener. Die Vorstellung der zeitaufwendigen Genehmigungsprozedur schreckt ab.

Auch die Angst, dass Behandlungsfehler aufgedeckt werden könnten, spielt eine Rolle. Meist jedoch glauben die klinisch tätigen Ärzte die Todesursache der meisten Todesfälle zu kennen.

Obduktionen sind teuer. Nur wenn ein Verdacht auf ein Tötungsdelikt vorliegt, wird die Obduktion durch die ermittelnde Staatsanwaltschaft veranlasst. In diesem Fall zahlt der Steuerzahler.

Aber wer bezahlt eine Obduktion in den anderen Fällen? Die Angehörigen? Diese lehnen eine Obduktion oft aus »Pietätsgründen« ab.

Dazu kommt, dass immer mehr Institute für Rechtsmedizin geschlossen werden. Elf von 32 Lehrstühlen für Rechtsmedizin an deutschen Universitäten gingen seit 1993 verloren oder werden nicht neu besetzt. 2008 erklärten die Justizminister der Länder »mit Sorge«, der Rückbau rechtsmedizinischer Institute widerspreche dem Interesse der Allgemeinheit an einer wirksamen Verfolgung schwerer Straftaten. Passiert ist jedoch seitdem nichts. Die Mittel an Universitäten werden »leistungsbezogen« verteilt, immer mehr Geld fließt in die Forschung. Welche relevanten Leistungen erbringt die Rechtsmedizin? 2007 hatten die rechtsmedizinischen Institute noch 1,7 Millionen Euro im Jahr zu Verfügung. Bis 2010 wurden die Mittel um mehr als die Hälfte auf 700.000 Euro gekürzt.

Die Ursachen sind zahlreich. Für mehr Informationen, Hintergründe und Fallbeispiele sei dem Leser das Buch »Tote haben keine Lobby« von Sabine Rückert empfohlen.

Die »Heldin von Mittweida«
Hakenkreuze auf der Haut

Ein »Ehrenpreis für Zivilcourage« wird verliehen

Am Freitag, dem 1. Februar 2008, bekommt eine junge Frau einen Preis verliehen. Sie heißt Rebecca K. und wurde eine Zeit lang als »Heldin von Mittweida« gefeiert.

»Aktiv für Demokratie und Toleranz«, so schreibt die freie Enzyklopädie Wikipedia, »ist ein Toleranzpreis, der seit 2001 vom ‹Bündnis für Demokratie und Toleranz› (...) vergeben wird.« Das Bündnis fördert mit Preisgeldern bis zu mehreren Tausend Euro pro Jahr verschiedene Initiativen und Gruppen, die sich gegen Fremdenfeindlichkeit, Rassismus und Antisemitismus wenden.

Und nun soll also Rebecca K. aus Mittweida den »Ehrenpreis für Zivilcourage« bekommen. Der Beirat des Bündnisses für Demokratie und Toleranz hat Ende November 2007 getagt. Cornelie Sonntag-Wolgast, Mitglied des Beirats, schlug den anderen Mitgliedern vor, Rebecca K. einen eigens zu schaffenden »Ehrenpreis für Zivilcourage« zu verleihen. Dagegen gibt es keinen Widerspruch, der Beirat beschließt einstimmig. Die Preisverleihung findet im Rathaus der Stadt statt. Auch die Bundestagsabgeordnete der *Grünen,* Monika Lazar, ist anwesend.

Die Heldin von Mittweida

Mittweida ist ein Städtchen in Mittelsachsen mit knapp 16.500 Einwohnern. Am 3. November 2007 beobachtet eine junge Frau, wie vier Männer ein Kind vor einem Supermarkt drangsalieren. Die Peiniger sind zwischen 20 und 25 Jahre alt, tragen Bomberjacken mit der Aufschrift NSDAP und haben Glatzen. Sie schubsen das kleine Mädchen herum, es weint. Die junge Frau fordert die Männer auf, das Kind in Ruhe zu lassen. Das tun diese auch, jedoch nur, um sich jetzt der jungen Frau zuzuwenden.

Sie reißen sie zu Boden, drei halten sie fest, einer zückt ein Skalpell, schiebt die Kleidung hoch, beginnt an der Hüfte der jungen Frau etwas einzuritzen – ein Hakenkreuz.

Danach, so berichtet die Frau später, versuchen die vier Männer, ihr ein SS-Zeichen in die Wange zu ritzen, scheitern jedoch, weil sie sich so heftig wehrt. Es gelingt ihr, sich loszureißen, sie flüchtet voller Angst.

Erst über eine Woche später offenbart sich Rebecca K. einem Verwandten, der informiert ihre Mutter. Am 12. November 2007 erstattet diese Anzeige.

Rebecca K. beschreibt der Polizei, dass sie »eindeutig ein Skalpell gesehen« habe. Ein derartiges Werkzeug besitze sie selbst. Einer der Täter habe dann die Klinge über ihre Haut gezogen. Sie habe starke Schmerzen gehabt und sich gewehrt, die Neonazis hätten sie jedoch festgehalten und immer wieder niedergedrückt.

Eine fieberhafte Suche nach Zeugen beginnt.

Der Supermarkt befindet sich mitten in einem Plattenbaugebiet – laut Rebecca K. müssen zahlreiche weitere Menschen, zum Beispiel von den umliegenden Balkons, den Überfall beobachtet haben. Der Polizei gelingt es jedoch nicht, solche Zeugen ausfindig zu machen. Die Tat passt perfekt ins Bild des fremdenfeindlichen Ostens und so stürzen sich Presse und Fernsehen auf den Fall.

»Eine ganze Stadt hat weggesehen« – so beginnt der Fernsehsender *RTL 2* einen Nachrichtenbeitrag. Die Sprecherin erzählt weiter: »Als Neonazis im sächsischen Mittweida ein sechsjähriges Aussiedlerkind angriffen, ging nur eine 17-Jährige dazwischen. Daraufhin ritzten ihr die vier Skinheads ein Hakenkreuz auf die Hüfte. Alles geschah mitten in der Stadt. Doch niemand will etwas gesehen haben.« Die Kamera zeigt einen Supermarkt und schwenkt dann über triste Plattenbauten. Ein Anwohner spricht von einem Balkon herab, fuchtelt mit einer Zigarette. Das »Mädel« habe sich »das Ding selber eingeritzt.« Eine ältere Dame sagt, man solle sich nicht »irgendwo hineinhängen«, ohne den Zusammenhang zu kennen. Der Sprecher erklärt danach mit bedeutungsschwerer Stimme: »Hier fehlt die Zivilcourage, die das 17-Jährige Opfer hatte (...)« Ein Arzt habe die Darstellung der 17-Jährigen bestätigt. Phantombilder werden gezeigt, die nach den Angaben des Mädchens angefertigt wurden. Zwei wie eineiige Zwillinge wirkende Glatzköpfe sind darauf zu sehen. Dann kommt der Bürgermeister von Mittweida ins Bild. Er erklärt, dass er versuchen werde, die Leute in seiner Stadt, die in dem Umfeld wohnen, persönlich anzusprechen, damit sie sich zu dem Fall äußern.

Nun werden bekannte Musiker, die sich in Leipzig treffen, um »den Osten im Kampf gegen Rechts zu unterstützen« gezeigt. Auch der Sänger Smudo, Mitglied der Band *Die Fantastischen Vier* ist dabei. Die Musiker sind »schockiert, von der ‹Stadt, die wegschaut›.« Smudo wird interviewt. Er sagt »Ich finde es natürlich ganz erstaunlich, dass ein 17-jähriges Mädchen sich so etwas traut, auf der anderen Seite finde ich es total entsetzlich, dass es ganz offensichtlich Schwierigkeiten gibt in der Aufklärung dieser Sache.«

Sachsens Innenminister Albrecht Buttolo schaltet sich ein. Er bittet die Bevölkerung um Mithilfe bei der Aufklärung der Tat. »Dies ist eine schlimme Nachricht«, so erklärt er. Jeder Zeugenhinweis sei wertvoll.

Die *Grünen* im sächsischen Landtag nutzen die Gelegenheit, und werfen dem Minister Versäumnisse bei der Bekämpfung des Rechtsextremismus vor. Buttolo sei es zudem nicht gelungen, für Sicherheit in Mittweida zu sorgen, äußert Johannes Lichdi, Mitglied der *Grünen*. Es sei entsetzlich, dass niemand der 17-Jährigen geholfen habe. Der *Spiegel* schreibt: »Neonazis greifen Mädchen an – Nachbarn schauen zu«.

Die »tapfere junge Frau von Mittweida« bekommt inzwischen körbeweise Fanpost, sogar Geld wird geschickt. Im Rathaus werden Blumen für sie abgegeben, bestürzte Bürger aus der Region stellen Kerzen am Tatort auf, Protestkundgebungen, Mahnwachen und Gottesdienste finden statt.

Niemand hat etwas gesehen

Die Polizei ist nicht untätig. Sie befragt die Anwohner, sucht nach Leuten, die das schreckliche Geschehen beobachtet haben – ohne Erfolg. Niemand hat etwas gesehen, kein Bewohner der Plattenbauten kann Angaben zu der Tat machen. Ein Sprecher der Polizeidirektion Chemnitz-Erzgebirge sagt der Presse, dass sich trotz mehrfacher öffentlicher Aufrufe bisher keine Zeugen gemeldet hätten. Auch die Phantombilder bringen die Beamten nicht weiter. Die Staatsanwaltschaft Chemnitz und die Polizeidirektion Chemnitz-Erzgebirge veröffentlichen eine gemeinsame Presseerklärung und Phantombilder (Anm. der Autorin: Die Originalpressemitteilung unter *http://www.polizei.sachsen.de/pd_ce/5896.htm wurde inzwischen gelöscht*).

Fahndungsaufruf

»Am 12.11.2007 wurde bei der Polizei eine Straftat angezeigt, die bereits am 3.11.2007 begangen wurde. An jenem Samstag, dem 3.11.2007, war eine 17-jährige Jugendliche auf der Lauenhainer Straße zu Fuß unterwegs. Im Bereich vor dem NORMA-Markt bemerkte sie, wie vier junge Männer ein Kind herumschubsten. Das Mädchen weinte bereits laut.

Die 17-Jährige rief den Männern zu, sie mögen das Mädchen in Ruhe lassen. Daraufhin ließen sie von dem Kind ab, griffen die Jugendliche an und rissen sie zu Boden. Drei der Tatverdächtigen hielten nun die 17-Jährige fest, während der vierte ihr mit einem skalpellartigen Gegenstand ein ca. 5 cm großes Hakenkreuz in die Haut im Hüftbereich ritzte. Der Versuch der Täter, in die Wange des Opfers eine Sigrune zu ritzen, scheiterte an dessen Gegenwehr. Anschließend ließen die Täter von der Jugendlichen ab, so dass sie flüchten konnte. Dem Kind als dem ursprünglichen Opfer der Täter war zwischenzeitlich ebenfalls die Flucht gelungen.«

Nachdem die Tat am 12.11.2007 angezeigt worden war, nahm das Kommissariat Staatsschutz der Chemnitzer Kripo die Ermittlungen auf. Im Umfeld des Tatortes konnten keine Personen ermittelt werden, die Zeugen des Geschehens geworden sind. Nach Aussage der 17-Jährigen habe sie auf Balkons umliegender Häuser jedoch Menschen bemerkt, denen der Vorfall nicht entgangen sein kann.

Durch die Ermittlungen der Kriminalpolizei gelang es, am 15.11.2007 jenes Kind namhaft zu machen, dem ursprünglich der Angriff der Männer galt. Dabei handelt es sich um ein sechsjähriges Spätaussiedlermädchen, das den von der 17-Jährigen geschilderten Hergang bestätigte.

Schließlich konnten die Beamten einen 19-Jährigen aus dem Raum Burgstädt ermitteln, der im Verdacht steht, an der Tat beteiligt gewesen zu sein, indem er die 17-Jährige mit festhielt.

Bei der Durchsuchung des Zimmers des 19-Jährigen in der elterlichen Wohnung stellten die Beamten mit Sand gefüllte Lederhandschuhe, einen Button mit dem Aufdruck ‹Sturm 34› und Datenträger sicher.

Die Staatsanwaltschaft Chemnitz beantragte gegen den Beschuldigten den Erlass eines Haftbefehls. Die Untersuchungshaft wurde beim Amtsgericht Chemnitz jedoch abgelehnt, da der Tatverdacht gegen 19-Jährigen nicht ausreichend nachweisbar war.

Phantombilder veröffentlicht

Mit Hilfe der 17-Jährigen konnten nunmehr Phantombilder erstellt werden, die zwei der vier Männer zeigen, die an der Tat beteiligt waren. Die Polizei hofft mit der Veröffentlichung der Phantombilder Hinweise zur Identität der Personen zu erhalten und darauf aufbauend auch die anderen Verdächtigen ermitteln zu können.

Zu den Tatverdächtigen liegen außerdem folgende Personenbeschreibungen vor: (...)

Wer kennt die auf den Phantombildern abgebildeten Männer? Wer kann Angaben zur Identität der beschriebenen Personen machen? Wer hat die Tat am 03.11.2007 beobachtet und kann weitere Angaben zum Tathergang und den Tatverdächtigen machen? (...)

Leider fehlen der Polizei aber immer noch verwertbare Zeugenaussagen zum Übergriff.«

Der Bürgermeister Mittweidas zeigt sich zuversichtlich, dass sich noch Augenzeugen melden werden: »So wie ich unsere Bürger kenne, gibt es ein Pflichtbewusstsein«, sagt er den Journalisten, und erklärt, der Altersdurchschnitt in dem Wohngebiet liege bei 60 Jahren. »Ich kann mir nicht vorstellen, dass bewusst einer wegschaut, dass keiner was gesehen haben will oder nichts sagt.« Er will ein persönliches Schreiben mit der Aufforderung, sich zu melden, an die Anwohner richten. Ende November werden mehr als 100 Briefe des Bürgermeisters verschickt, 5.000 Euro Belohnung werden ausgesetzt.

Unterdessen schlägt das Geschehen immer höhere Wellen. Sachsens Polizeipräsident Rolf Merbitz lobt das Verhalten der 17-Jährigen und ruft alle Bürger in Sachsen zu mehr Zivilcourage auf. Er kündigt an, die Mobilen Fahndungsgruppen gegen rechte Gewalt wieder zu aktivieren. Schon ab Dezember sollen die Teams in Sachsen unterwegs sein. Auch die Bundestagsabgeordnete der *Grünen,* Monika Lazar, würdigt das Verhalten von Rebecca K. Sie sagt, dass der jungen Frau die Verletzungen erspart geblieben wären, wenn auch die Zeugen so beherzt eingegriffen hätten wie Rebecca.

Eine Auszeichnung wird geplant

Am 26. November 2007 tagt der Beirat des Bündnisses für Demokratie und Toleranz. Cornelie Sonntag-Wolgast, Mitglied des Beirates, schlägt dort, wie schon erwähnt, die Verleihung eines eigens zu schaffenden »Ehrenpreis für Zivilcourage« an Rebecca K. vor.

Cornelie Sonntag-Wolgast ist eine engagierte Frau. Auf ihrer Homepage begrüßt sie den Leser mit »Moin, Moin«, der erste Satz lautet: »Dies ist die Visitenkarte einer Grenzgängerin zwischen Journalismus und Parlament.« Und in den persönlichen Angaben liest man »Mein weiterer Schwerpunkt war und ist die maßgebliche Arbeit am und im ‹Bündnis für Demokratie und Toleranz – gegen Extremismus und Gewalt›, mit dem wir Rechtsextremismus und Vorurteile gegenüber Menschen anderer Hautfarbe, Herkunft und Religionen eindämmen wollen.«

Obwohl in dem Fall noch vieles ungeklärt ist, sich nicht ein einziger Zeuge gemeldet hat, und inzwischen sogar der Verdacht aufgekommen ist, Rebecca K. könne das Ganze erfunden haben, beharrt Cornelie Sonntag-Wolgast auf dem Ehrenpreis für die »junge Heldin«. Sie teilt den Mitgliedern des Beirates mit, Rebecca K. wirke »glaubwürdig«.

Mitte Dezember telefoniert sie mit der *Grünen*-Bundestagsabgeordneten Monika Lazar. Sie beide sollen Anfang Februar in Mittweida die Laudatio auf zwei lokale Initiativen halten, die ausgezeichnet werden sollen.

Cornelie Sonntag-Wolgast und Monika Lazar kommen überein, an der Preisverleihung für Rebecca K. festzuhalten.

Zweifel

Inzwischen mehren sich die Ungereimtheiten. Nicht nur, dass noch immer kein einziger Zeuge aufgetaucht ist, obwohl eine Belohnung von 5.000 Euro ausgesetzt wurde; auch der einzige ermittelte Tatverdächtige hat ein Alibi. Zweifel weckt auch, dass Rebecca nach der Tat über eine Woche geschwiegen hat und die Anzeige erst neun Tage später durch ihre Eltern erfolgte, die wiederum nur durch einen anderen Verwandten auf die Verletzung ihrer Tochter aufmerksam gemacht wurden.

Hinzu kommt, dass auch die Aussage des Aussiedlerkindes fragwürdig ist. Laut der Mutter des Mädchens, seien sie und das Kind am Tag des angeblichen Überfalls gar nicht in

Mittweida gewesen. Warum das Kind dann zuerst die Version von Rebecca K. bestätigt hat, kann niemand erklären. Zeugenaussagen bei kleinen Kindern können sehr schnell durch suggestive Fragetechniken beeinflusst und manipuliert werden.

Was nach all dem übrig bleibt, ist der einzig sichtbare Beweis: das in die Hüfte eingeritzte Hakenkreuz. Der erste Arzt hatte ausgeschlossen, dass Rebecca K. sich die Verletzung selbst zugefügt habe.

Die Staatsanwaltschaft Chemnitz beschließt, weitere Gutachten einzuholen. Anfang Dezember beauftragt der zuständige Oberstaatsanwalt Professor Klaus Püschel: »eine kurze ergänzende gutachterliche Stellungnahme (...) zur Lebendbegutachtung der Geschädigten Rebecca K (...)abzugeben.«

Professor Püschel ist Fachmann für Hautverletzungen, die vermeintliche Opfer sich selbst zufügen. Er hat unzählige Fotos archiviert und zahlreiche Artikel zu dem Thema veröffentlicht, so zum Beispiel in der Zeitschrift *hautnah dermatologie,* einem Fachblatt für dermatologisch tätige Ärzte.

»... keinerlei Zweifel an einer Selbstbeibringung.«

Professor Klaus Püschel erhält von der Staatsanwaltschaft Chemnitz einen Aktenauszug, Fotos der verletzten Rebecca K. und auch das ausführliche Untersuchungsprotokoll der Chemnitzer Gerichtsmedizin, in der Rebecca K. am 13. November 2007 untersucht worden war. Er analysiert die Tatausführung, das Tat-geschehen und das Verletzungsmuster.

Am 10. Dezember erstellt Professor Püschel sein Gutachten. Das, was der Rechtsmediziner feststellt, wird er in der im November 2008 stattfindenden Gerichtsverhandlung vortragen. Das Gericht und die Anwesenden hören hier unter anderem, dass als Tatwerkzeug durchaus ein Skalpell in Frage komme, wie Rebecca K. es geschildert hat. Auch die Art und Weise der Verletzung widerspricht dem nicht. Was der Rechtsmediziner allerdings nicht nachvollziehen kann, ist die exakte Beschreibung des Tathergangs, die Rebecca K. geliefert hat. Die junge Frau hat genauestens beschrieben, wie die Täter das

Skalpell hielten und wie sie es über die Haut führten. Gleichzeitig sei sie festgehalten und niedergedrückt worden, habe sich heftig gewehrt und starke Schmerzen gehabt. Solch eine detailreiche Erinnerung spreche eher dafür, so der Rechtsmediziner vor Gericht, dass Rebecca K. selbst das Skalpell oberflächlich und sehr kontrolliert über die Haut geführt habe. Auch Abwehrverletzungen habe er nicht finden können.

Abwehrverletzungen entstehen immer dann, wenn ein Opfer sich heftig gegen die ihm zugefügte Gewalt zur Wehr setzt. Rechtsmediziner kennen zum Beispiel »Entkleideverletzungen«, die durch Herunterreißen, Zerschneiden oder Zerreißen von Kleidungsstücken verursacht werden, oder »Fixierverletzungen«, die beim Festhalten des sich wehrenden Opfers entstehen – zum Beispiel Druckstellen an den Handgelenken. Auch sind die Verletzungsmuster bei einem sich wehrenden Opfer oft ungleichmäßig, also verschieden tief und unregelmäßig angeordnet. Rebecca K.s Wunden hingegen seien sehr gleichmäßig. Hinzu kommt die leichte Zugänglichkeit der verletzten Hautpartien für die eigene Hand und die Aussparung schmerzempfindlicher Hautareale. Zusammenfassend kommt der Rechtsmediziner zu dem Schluss, dass es keine Zweifel an einer Selbstbeibringung der Verletzungen gibt.

Rebecca K. hat sich also das Nazi-Symbol selbst in die Hüfte geritzt. Was nun?

Vom Opfer zum Täter

Noch im Dezember beginnt die Staatsanwaltschaft Chemnitz gegen Rebecca K. wegen Verdachts des Vortäuschens einer Straftat zu ermitteln. Sowohl das erste Gutachten der Rechtsmediziner in Chemnitz, als auch das darauffolgende von Professor Klaus Püschel deuten darauf hin, dass das vermeintliche Opfer sich die Verletzungen selbst zugefügt hat. Dass die Polizei anfangs veröffentlichte, eine Selbstverletzung sei ausgeschlossen, so sagt der Pressesprecher der Polizei auf Nachfragen, sei »offensichtlich ein innerbetrieblicher Übermittlungsfehler« gewesen.

Auch an der Schilderung der Vorgeschichte ergeben sich zunehmend Zweifel. Das sechsjährige Mädchen, angeblich das erste Opfer der vier Männer, war nach Angaben des Pressesprechers »gar nicht vor Ort«.

Die Mutter des Mädchens hat ausgesagt, sie und die Tochter seien am Tattag gar nicht in Mittweida gewesen. Einen Übergriff auf das Kind, wie Rebecca K. ihn geschildert hat, kann es so nicht gegeben haben. Warum aber hat die Sechsjährige dann anfangs die Version von Rebecca K. bestätigt?

Möglicherweise habe man ihr Suggestivfragen gestellt, lautet die Antwort. Bei einer Suggestivfrage wird die Frage so gestellt, dass der Antwortende zu einer bestimmten Antwort gedrängt wird. Manchmal ist die Antwort sogar in der Frage schon enthalten. Laut Polizei kann es so gewesen sein, dass die Sechsjährige tatsächlich irgendwann in der Vergangenheit einmal von Männern geschubst wurde und ihr eine Frau half.

Dafür, dass Rebecca K. sich das alles nur ausgedacht hat, spricht auch, dass in all den Wochen nicht ein einziger Zeuge des Vorfalls gefunden wurde. Das sächsische Innenministerium kündigt an, die Polizeiarbeit in dem Fall nach Abschluss der Ermittlungen untersuchen zu wollen.

Rebecca K. bleibt bei ihrer Version der Geschichte.

Am 20. Dezember 2007 lässt Cornelie Sonntag-Wolgast dem Beirat des Bündnisses für Demokratie und Toleranz Informationen zum Fall Rebecca K. zukommen. Sie erinnert die Mitglieder an die einstimmige Entscheidung, den »Ehrenpreis an das 17-jährige Mädchen aus Mittweida« zu vergeben und schreibt: »Solange das polizeiliche Ermittlungsverfahren nicht mit gesicherten Erkenntnissen abgeschlossen ist, bleibt die Entscheidung bestehen.« Sämtliche Presseanfragen zu dem Thema sollen an sie oder Frau Monika Lazar weitergeleitet werden.

Es rührt sich Widerstand gegen die geplante Preisverleihung. Eine CDU-Abgeordnete schreibt, man dürfe sich nicht anmaßen, klüger als die Staatsanwaltschaft zu sein. Der Direktor der Stiftung »Topographie des Terrors« in Berlin fordert, man solle die Preisverleihung aussetzen, bis der Fall geklärt sei. Die Staatsministerin für Integration im Bundeskanzleramt teilt der Geschäftsstelle des Bündnisses mit, die Idee der Würdigung sei »unangemessen und falsch«, da Rebecca K. sich ihre Verletzung selbst zugefügt haben könnte.

Cornelie Sonntag-Wolgast zeigt sich unbeeindruckt. Die Mitglieder des Beirats werden erst am 31. Januar, einen Tag vor der Preisverleihung, per E-Mail informiert, »dass auch der von Ihnen beschlossene Ehrenpreis verliehen wird«.

Die »Heldin« von Mittweida

Am 1. Februar 2008 ist es soweit.

Cornelie Sonntag-Wolgast trifft die Auszuzeichnende. Eine Stunde vor der Preisverleihung in einer Gaststätte in Mittweida. Auch Rebeccas Mutter und ihr Anwalt sind dabei. Im Vorfeld hat Cornelie Sonntag-Wolgast einem lokalen Radiosender ein Interview gewährt. Sie sagt, es gehe »in erster Linie darum, Zivilcourage zu loben, und nicht um die Frage, ob das Mädchen sich diese Verletzung, von der immer wieder die Rede ist, selbst beigebracht« habe. Zudem gelte schließlich die Unschuldsvermutung auch für Rebecca. »Wir haben keine belastbaren Hinweise dafür, dass sie nicht glaubwürdig ist«, sagt sie abschließend.

Die Politikerin wird an diesem Freitag im Rathaus von Mittweida eine Rede halten. Sie spricht als Beiratsmitglied des Bündnisses für Demokratie und Toleranz. Dem Dachverband haben sich bislang mehr als 1.300 Organisationen und Aktionsgruppen, die sich gegen Extremismus und Gewalt in Deutschland engagieren, angeschlossen. Die Aufmerksamkeit der Öffentlichkeit ist groß. Zwei Initiativen aus Mittweida – das »Bündnis für Menschenwürde« und die »Aktion Noteingang« der Sächsischen Landjugend erhalten an diesem Tag eine Auszeichnung.

Und Rebecca K. bekommt den Ehrenpreis. Cornelie Sonntag-Wolgast hält auch diese Laudatio. Weil sie »Mut bewiesen und sich rechten Schlägern in den Weg gestellt hat«, heißt es in ihrer Begründung. Am Schluss fügt sie noch den Satz hinzu: »Wir glauben Rebecca.«

Die Preisverleihung wird in den Nachrichten gezeigt. Auch *MDR aktuell* berichtet. Rebecca K. wird gezeigt. Die schlanke junge Frau hat eine jungenhafte Frisur, kurze braune Haare mit ein paar roten Strähnen, sie trägt ein rot-weiß-gestreiftes

Ringelshirt und eine dunkle Hose. Neben den anderen Preisträgern wirkt sie etwas verloren. »Sichtbar nervös« halte sie die Urkunde, sagt die Nachrichtensprecherin. Kameras klicken, ein Blitzlichtgewitter flackert über die fünf Leute auf der Bühne.

Rebecca K. hält eine kurze Dankesrede. »Ich bin einfach nur bewegt«, spricht sie in die Mikrofone, »dass die Leute die ganze Zeit; meine Freunde, meine Familie, alle, die mich kennen, die ganze Zeit hinter mir gestanden haben. Das ist total der Wahnsinn.« Sie macht eine Geste mit der rechten Faust und setzt sichtlich gerührt hinzu: »Das rockt wirklich!«

Die Sprecherin erklärt dem Zuschauer nun, dass Rebecca K. ein Glaubwürdigkeitsproblem habe. Bis jetzt seien keine Zeugen für ihre Anschuldigungen gefunden worden und zwei Gutachter meinten, dass sich die junge Frau selbst verletzt haben könnte. Die Staatsanwaltschaft ermittle. Für die Veranstal-ter der Preisverleihung sei dies jedoch kein Grund, die Ehrung zu verschieben. Die *Grünen*-Bundestagsabgeordnete Monika Lazar kommt ins Bild. Sie sagt: »Wir greifen den Ermittlungen natürlich nicht vor und dem Ausgang, sondern wir zeichnen einfach die Haltung der jungen Frau aus. Wir sind von ihrer Variante überzeugt, sie hat in einem konkreten Beispiel Zivilcourage geleistet.«

Auf der Webseite der Bundestagsabgeordneten findet sich auch heute noch im Archiv ein Artikel zur Preisverleihung in Mittweida. Hier steht: »‹Bündnis für Demokratie und Toleranz› zeichnet am 01.02.08, im Rathaus Mittweida die diesjährigen Preisträger des Wettbewerbes ‹Aktiv für Demokratie und Toleranz› aus. (...) Den Sonderpreis erhielt eine 18-Jährige für ihr couragiertes Engagement.«

Auch der Bürgermeister, der den Ratssaal der Stadt für die Ehrung der beiden Initiativen zur Verfügung gestellt hat, ist bei der Preisverleihung dabei. Anfang Januar hat er dem Bündnis davon abgeraten, Rebecca K. auszuzeichnen. Mitte Januar hatte man ihm einen Ablaufplan zukommen lassen, in dem der Ehrenpreis für Rebecca K. nicht auftauchte. Der Bürgermeister war beruhigt. Ende Januar erschien eine Mitarbeiterin der Geschäftsstelle in Mittweida. Man beabsichtige nun doch, das Mädchen auszuzeichnen, teilt sie ihm mit. Er interveniert bei der Geschäftsstelle in Berlin, weist darauf hin, dass auch der ermittelnde Staatsanwalt nachdrücklich von der Preisverleihung abrate und bekommt zur Antwort, dies könne man nun nicht mehr ändern. Die Einladungen seien schon raus und »außerdem will das Mädchen es so«.

Seiner Meinung nach hat das Bündnis eine falsche Entscheidung getroffen: »Es ist sicherlich noch genügend Zeit, wenn das Verfahren abgeschlossen ist; und es hat sich alles so zugetragen und stellt sich heraus, wie es jetzt Gegenstand der Preisverleihung war, dass man zu diesem Zeitpunkt die Preisverleihung auch noch hätte machen können.« Mit seiner Meinung stehe er nicht allein, fügt er hinzu. Er wisse von einigen Leuten, die ihre Teilnahme an der Feierstunde wegen Rebecca abgesagt hätten.

Der angerichtete Schaden ist groß. Denn die Rechtsextremisten frohlocken bereits, propagieren auf ihren Internetseiten Rebecca K. als »Lügnerin von Mittweida«, schütten Häme und Spott über die 17-Jährige und ihre Unterstützer aus und schreiben von einem »Waterloo für das Gutmenschen-Bündnis«. Dabei hat das beschauliche Städtchen Mittweida tatsächlich ein ernsthaftes Problem mit dem Rechtsextremismus. Im Frühjahr 2008 stehen fünf junge Männer vor dem Landgericht Dresden, die der Neonazi-Kameradschaft »Sturm 34« angehören. Die radikale Organisation hat in den vergangenen Jahren auch die Mittweidaer terrorisiert und eingeschüchtert, Andersdenkende angegriffen und Brandanschläge verübt.

Mittweidas Bürger wehrten sich. Das »Bündnis für Menschenwürde – gegen Rechtsextremismus in Mittelsachsen« hat in den Vorjahren zahlreiche Initiativen gestartet, um den Rechtsextremismus in der Region zu bekämpfen. Der Fall Rebecca K. beschädigt jetzt die Arbeit vieler ehrenamtlicher Helfer und stigmatisiert Mittweida und die Region. Der Ruf der Stadt hat gelitten.

»Hinreichender Tatverdacht«

Im Mai 2008 erhebt die Staatsanwaltschaft in Chemnitz Anklage gegen Rebecca K. Nach ausgiebigen Ermittlungen besteht nunmehr »hinreichender Tatverdacht«, dass die angebliche Straftat von der damals 17-Jährigen vorgetäuscht worden ist. Sie beantragt eine Verwarnung der Angeklagten sowie die Ableistung von 100 gemeinnützigen Arbeitsstunden.

Rebeccas Anwalt kann die Anklage nicht nachvollziehen. Er spricht von »halbherzigen Ermittlungen«. Nicht alle Anwohner des Tatortes seien als mögliche Zeugen gehört worden. Dazu komme, dass die Mutter der Sechsjährigen nicht gleich bei der ersten Vernehmung ihrer Tochter gesagt habe, dass sie und die Tochter zur Tatzeit gar nicht in der Stadt gewesen seien. Womöglich habe man die Familie eingeschüchtert und zur Korrektur der Aussage gezwungen.

»Ich muss doch nur eine In-dubio-pro-reo-Situation hinkriegen«, sagt der Rechtsanwalt den Medien. »Es wird nie möglich sein, ihr nachzuweisen, dass sie sich die Schnitte beigebracht hat.« Und er fügt zur Bekräftigung hinzu: »Es gibt keine stichhaltigen Indizien, die eine Fremdbeibringung der Verletzung ausschließen.«

Im November 2008 wird Rebecca K. vom Amtsgericht Hainichen wegen Vortäuschens einer Straftat schuldig gesprochen. Während des gesamten Prozesses wird die Öffentlichkeit durch die Jugendrichterin vom Prozess ausgeschlossen, da Rebecca K. bei der Tat erst 17 Jahre alt gewesen ist. Insgesamt 27 Zeugen werden gehört, rechtsmedizinische Gutachten geprüft.

Rebeccas Verteidiger plädiert auf Freispruch. Die Indizienkette sei nicht vollständig. Die rechtsmedizinischen Gutachten findet er »nicht überzeugend«. Ein weiteres rechtsmedizinisches Gutachten, das er gefordert hatte, war abgelehnt worden. Er erklärt später der Presse, bei Selbstverletzungen müsse auch immer ein »psychopathologischer Hintergrund« vorhanden sein, in der Psyche seiner Mandantin gebe es jedoch »kein Motiv«. Sie sei »ein ganz normales 18-jähriges Mädel«.

Im Urteil sieht es das Amtsgericht als erwiesen an, dass Rebecca K. Anfang November 2007 einen Überfall von Neonazis vorgetäuscht und sich selbst ein Hakenkreuz in die Haut geritzt hat. Als Strafe wird die Ableistung von 40 Arbeitsstunden verhängt. Der Oberstaatsanwalt äußert sich gegenüber den Medien zufrieden über das Urteil. Allerdings, so fügt er hinzu, werde der Schuldspruch »Wasser auf die Mühlen bestimmter Kreise sein«. Das Urteil sei daher »für alle eine Niederlage«.

Der Verteidiger bemängelt, dass die Psyche seiner Mandantin nicht ausreichend untersucht worden sei. Sein Antrag auf ein psychologisches Gutachten sei abgelehnt worden. In einem Nachrichtenbeitrag des *MDR*-Fernsehens sagt er: »Wir sind enttäuscht über das Urteil. Wir werden jetzt Rechtsmittel einlegen und dann die schriftlichen Urteilsgründe prüfen und dann mal schauen, was wir weiter machen. Ich gehe davon aus, dass Rechtsmittel in Form einer Berufung eingelegt werden.«

Kurz darauf legt der Verteidiger von Rebecca K. die angekündigten Rechtsmittel gegen das Urteil vom 14. November 2008 ein. Das heißt, die Verteidigung und Rebecca K. erkennen das Urteil nicht an, sondern streben eine Berufung an.

»… keinesfalls ein Schuldeingeständnis …«

Im Februar 2009 lässt Rebecca K.s Verteidiger der Presse mitteilen, dass seine Mandantin den Schuldspruch nunmehr doch akzeptiere. Auf ihren »ausdrücklichen Wunsch« nehme man die Rechtsmittel gegen das Urteil zurück. Darin sei aber »keinesfalls ein Schuldeingeständnis« zu sehen, teilt er weiterhin mit. Die inzwischen 19-Jährige halte an ihrer Schilderung des Vorfalls fest.

Warum seine Mandantin trotz ihrer Unschuldsbeteuerung nun doch keine Berufung wolle, begründet der Rechtsanwalt damit, dass sie nicht in der Lage sei, »sich ein zweites Mal einer Hauptverhandlung von erheblicher Dauer mit einer entsprechenden medialen Beachtung auszusetzen«. Rebecca K. hoffe nun, »so schnell wie möglich ihre Ruhe wiederzufinden«.

Damit ist das Urteil gegen Rebecca K. rechtskräftig.

Bereits im November 2008, nachdem das Urteil vor dem Amtsgericht Hainichen gesprochen worden war, hat Rebecca K. den Ehrenpreis für Zivilcourage in aller Stille zurückgegeben.

In einem einfachen Umschlag ohne Anschreiben schickt sie die Urkunde an die Geschäftsstelle in Berlin. Das Bündnis erkennt jedoch die Rückgabe nicht an. Die Rücksendung sei »kein offizieller Akt« gewesen, sagt Monika Lazar im Frühjahr 2009 der Presse, »Sie hätte uns die Rückgabe direkt mitteilen müssen.«

Öffentlich bekannt wird die Rückgabe erst Ende Februar 2009. Ihr Anwalt sagt der *Freien Presse,* seine Mandantin mache »keine Rechte mehr an dem Preis geltend. Ein Schuldeingeständnis sei dies jedoch nicht«.

Die *Grünen*-Bundestagsabgeordnete Monika Lazar kommentiert dies wiederum als »Düpierung«.

Mittweida hingegen kämpft um seinen Ruf. Eine offizielle Entschuldigung für die Beschuldigungen, für den Skandal um die Ehrung einer Lügnerin, der weltweit für Aufsehen sorgte, gibt es nicht, von niemandem.

Der Oberbürgermeister schreibt deswegen an Bundesinnenminister Wolfgang Schäuble; Sachsens CDU-Generalsekretär Michael Kretschmer fordert Rebecca K. auf, sich bei der Stadt Mittweida zu entschuldigen, da sie die Bewohner »in Misskredit« gebracht habe.

Mitte März 2009 nimmt das »Bündnis für Demokratie und Toleranz« den Ehrenpreis für Zivilcourage für Rebecca K. zurück. Der Beirat gibt bekannt, seine getroffene Entscheidung zu »bedauern« und bietet den Vertretern der Stadt und zivilgesellschaftlichen Gruppen ein Gespräch an.

Dem Oberbürgermeister reicht das nicht. Er fordert, dass das Bündnis den Bürgern Mittweidas und der Öffentlichkeit gegenüber klarstellt, dass die Vergabe des Preises ein Fehler war. Monika Lazar sieht in dieser Forderung ein Nachtreten und gibt bekannt: »Wir haben uns gegenüber den Mittweidaern nichts zu Schulden kommen lassen. Im Prinzip stehen wir zu der Entscheidung. Wir haben uns gesagt, das ist Zivilcourage, wie wir sie uns vorstellen.« Sie fügt hinzu: »Es hätte gutgehen können.«

»Wenn wir den Preis zurückgezogen hätten, wäre es wie eine Vorverurteilung des Mädchens gewesen«, sagt Cornelie Sonntag-Wolgast später. Auf ihrer Webseite erklärt sie zudem:

»Wir hätten besser daran getan, die Verleihung des Ehrenpreises bis zum Abschluss der staatsanwaltlichen Ermittlungen auszusetzen.«

Warum ritzen sich Personen Hakenkreuze in die Haut?

In der Zeitschrift *Rechtsmedizin (Ausgabe 3/2009)* schreibt Professor Klaus Püschel: »Selbst verletzendes Verhalten (...) stellt im rechtsmedizinischen Untersuchungsgut keine Seltenheit dar. Das Beibringen von offensichtlichen Hautverletzungen hat oft demonstrativen sowie appellativen Charakter und wird als fremd zugefügt vorgewiesen, um Aufmerksamkeit und Unterstützung zu erlangen (‹Schrei nach Hilfe›). Hierbei handelt es sich um eine spezielle Form der ‹offenen› Selbstverletzung. Bezüglich des spurentechnischen Vergleiches realer und fingierter Überfälle gibt es überzeugend evaluierte Kriterien der rechtsmedizinischen Beurteilung (...).«
Vorgetäuschte Straftaten gehören leider auch zum Alltag der Gerichtsmediziner. Anhand welcher Anhaltspunkte erkennt der Rechtsmediziner, dass ein vermeintliches Opfer sich die Verletzungen selbst zugefügt hat?

Professor Püschel nennt folgende Kriterien:

» Die Hautverletzungen finden sich stets vorn oder seitlich am Körper.
» Die Hautverletzungen finden sich im Bereich von (für die eigene Hand) leicht zugänglichen, vergleichsweise wenig schmerzempfindlichen Körperregionen (unter Aussparung z. B. von Augen, Mund, Brustwarzen).
» Alle Hautritzverletzungen sind gleichförmig, geradlinig, oberflächlich, z. T. parallel, symmetrisch (einzelne auch spiegelverkehrt!),
» insgesamt aber sehr filigran, wie gezeichnet,
» gelegentlich kommen weitere Hautritzverletzungen vor, z. B. »SS-Runen« oder sonstige Ritzverletzungen,

> Beschädigungen und (Blut-)Spuren der Kleidung (soweit vorhanden) erweisen sich als inkongruent (nicht übereinstimmend, Anm. d. V.) / unpassend im Hinblick auf das Verletzungsmuster,
> die Täter werden typischerweise als besonders bedrohlich dargestellt, körperlich überlegen, dunkel gekleidet, z. T. mit Lederkleidung (Jacken, Stiefel),
> nicht selten erfolgen Hinweise auf Ausländer oder rechtsradikal erscheinende Typen (z. B. »Glatzen«, »skins«).

Ein Nazisymbol, z. B. das Hakenkreuz, betont in diesen Fällen, so schreibt es Professor Klaus Püschel, »den besonderen brutalen Charakter der Gewalt und die Stärke der Bedrohung, das Ausgeliefertsein, die Hilflosigkeit, Unterwerfung, Wehrlosigkeit; andererseits werden besonders die niedrige Gesinnung des (...) Täters und dessen diktatorische Gewalt hervorgehoben. Die eigene Hilflosigkeit und Bedrohung erscheinen symbolhaft überzeichnet. Durch die Tabuverletzung des Hakenkreuzes als verbotenes Symbol (...) wird die appellative Wirkung der erlittenen Verletzungen verstärkt.«

Warum aber verletzt sich jemand selbst und schiebt die Schuld daran dann anderen in die Schuhe?

Im Vordergrund steht laut Annegret Eckhardt (*Eckhardt, Die heimliche Selbstbeschädigung [artifizielle Störung] – Ansprechen und Therapiemotivation in Selbstbeschädigung – Forensische Bewertung und Therapiemöglichkeiten, Schmidt-Römhild, S. 129–138*) ein »autotherapeutischer Effekt«, der innere Spannungen, Leere oder Desintegration abbauen soll. Eine Verletzung sei, so schreibt sie, »potenter« als irgendwelche Medikamente. Das Spektrum der zugrunde liegenden (psychopathologischen) Störungen reicht hierbei von neurotischen bis hin zu schweren wie narzisstischen oder Borderline-Störungen. Die Wunde wird als Appell an die Umwelt verstanden, sich endlich der verletzten Person anzunehmen.

»Tödliche Lust« –
Autoerotische Unfälle

Ein Mann wird vermisst

Am Montag, dem 6. November 2006, meldet sich ein Mann beim Polizeirevier einer norddeutschen Stadt. Er ist Inhaber eines Sanitätshauses und vermisst einen seiner Mitarbeiter. Andreas R. gilt als sehr zuverlässig. Der Chef kann sich nicht erklären, warum sein Angestellter am Morgen nicht zur Arbeit erschienen ist. Er hat inzwischen bei Andreas R. vorbeigeschaut. Das Auto des Vermissten steht vor dem Wohnhaus, er öffnet jedoch nicht. Nun sorgt sich der Chef um seinen Kollegen. Vielleicht ist etwas passiert? Die Polizei macht sich auf den Weg.

Am Wohnort werden zuerst die Nachbarn befragt. Die Beamten erhalten die Telefonnummer eines Freundes von Andreas R., mit dem dieser am Wochenende auf dem gemeinsamen Boot gearbeitet haben soll. Der Freund wird angerufen. Er hat den Vermissten am Samstag, dem 4. November, gegen 18 Uhr zum letzten Mal gesehen. Durch ihn erhalten die Beamten die Handynummer von Andreas R.; sie versuchen anzurufen, erreichen jedoch niemanden. Auch auf dem Boot ist der Gesuchte nicht. Gleichzeitig schicken sie einen Beamten zur Adresse der Mutter, diese ist jedoch nicht zu Hause.

Die Polizei begibt sich zurück zum Wohnhaus von Andreas R. und inspiziert den Keller, doch auch hier finden sie den Gesuchten nicht. Schließlich entscheiden die Beamten, dass die Wohnung geöffnet werden muss, da ein Unglücksfall nicht ausgeschlossen werden kann. Ein Schlüsseldienst wird angefordert. Gegen 17.20 Uhr öffnet dieser die Wohnungstür. Sie ist nicht verschlossen, der Schlüssel steckt von innen. Beschädigungen an der Tür können die Beamten nicht feststellen.

Gleich nach dem Betreten des Flurs stellen die Polizisten einen unangenehmen Geruch, der sie an Lösungsmittel erinnert, fest. Die Wohnung ist dunkel, die Fenster sind geschlossen. Sie durchsuchen zuerst das Bad, dann die Küche, finden aber nichts Außergewöhnliches. Im Wohnzimmer entdecken sie eine Katze, die jedoch keinen verstörten Eindruck macht. Alle Zimmer wirken aufgeräumt und sauber.

Im Schlafzimmer schließlich – von hier kommt auch der auffällige Geruch – werden sie fündig. Die Situation ist eindeutig. Kriminalbereitschaft und ein Arzt werden angefordert.

Ein mit Käsescheiben belegter Taucher

Die zwei Beamten des Kriminaldauerdienstes, die wenig später erscheinen, nehmen die Wohnung von Andreas R. gründlich in Augenschein. Auch sie finden keine Aufbruchsspuren. Sie entdecken stattdessen in mehreren Zimmern verteilt leere Plastikmüllsäcke und Kartons von Feinstrumpfhosen. In der Küche liegt ein Beutel, in dem sich zahlreiche leere Verpackungen von Käse-Scheibletten, das ist bereits in Scheiben portionierter Schnittkäse, befinden.

Das Schlafzimmer liegt gegenüber der Küche. Die Jalousien sind zugezogen. Der Blick fällt zuerst auf das ordentlich gemachte Bett an der linken Wandseite. Auf der gegenüberliegenden Seite steht ein großer Kleiderschrank, an dessen linker Außentür ein Din-A4 großer Zeitungsausschnitt angeklebt ist, auf dem eine dunkelhaarige Frau den Betrachter anlächelt – Werbung eines großen Elektronikmarktes für ein Notebook. Neben dem Kleiderschrank steht ein »Katzenbaum«, eine Art Podest mit mehreren Zwischenbrettern. Auf dem obersten

Brett finden die Kripobeamten eine große rote Metallflasche mit der Aufschrift »Ether«, daneben einen roten Plastikbecher, Küchenrolle und ein in Folie eingewickeltes Stück Käse.

Ether ist die Bezeichnung für eine Gruppe organischer Stoffe, die ähnlich aufgebaut sind: sie enthalten die »Ether-Gruppe« im Molekül. Umgangssprachlich bezeichnet man das am einfachsten gebaute Ethermolekül (Diethylether) nur als »Ether« (veraltet »Äther«). Ether ist eine leicht flüchtige Flüssigkeit, die früher unter anderem in der Medizin zur Narkose eingesetzt wurde – der Stoff hat betäubende und berauschende Wirkung. Heute verwendet man Ether nicht mehr, zum einen besteht Explosionsgefahr bei Vermischung mit Luft, zum anderen gibt es starke Nebenwirkungen der Narkose wie Übelkeit bis hin zu Erbrechen.

Vor der Heizung liegt die Leiche von Andreas R. – oder besser sie »hockt«. Der Tote kniet auf dem Boden, die Arme angewinkelt, der Kopf lehnt am Heizkörper. Er trägt einen schwarzroten Neoprenanzug, wie ihn Taucher benutzen, über den Kopf ist ein blauer Plastikmüllsack gezogen. Die Beamten des Kriminaldauerdienstes betrachten und fotografieren Leichnam und Tatort, dann warten sie auf den Amtsarzt.

Was ist hier passiert? Sind perverse Täter in Andreas R.s Wohnung eingedrungen, haben ihn überwältigt, betäubt und ihm den Müllsack über den Kopf gezogen, sodass er daran erstickte? Aus welchem Motiv aber? Und warum haben sie alle Tatutensilien in der Wohnung zurückgelassen?

Der Amtsarzt erscheint kurz darauf. Gemeinsam mit den ebenfalls herbeigerufenen Mitarbeitern eines Bestattungsinstitutes wird die Leiche von Andreas R. nunmehr Schicht für Schicht entkleidet, um anschließend die vorgeschriebene Leichenschau durchführen zu können – die Beamten dokumentieren das Ganze mit zahlreichen Fotos.

Die Leichenstarre hat bereits eingesetzt. Ein Entkleiden ist schwierig und so muss der Amtsarzt den Taucheranzug mit dem Messer aufschneiden. Darunter kommt ein hellblauer Regenmantel mit Kapuze zum Vorschein. Der Tote wird umgedreht und weiter entkleidet. Unter dem Regenmantel trägt er eine Damenstrumpfhose, eine zweite ist über die Brust gezogen.

Bei der Schicht, die nach dem Entfernen von Regenmantel und Damenstrumpfhosen sichtbar wird, reiben sich nun jedoch auch die erfahrenen Polizisten und der Amtsarzt verwundert die Augen. Es handelt sich um Käse. Der gesamte Unterleib, die Beine, sowie der Brustbereich sind komplett mit Käse-Scheiben belegt, der inzwischen an manchen Stellen zu Klumpen zusammengeschmolzen ist.

Verletzungen kann der Amtsarzt nicht feststellen. Die Leichenflecken entsprechen der Auffindesituation.

Leichenflecken, auch Totenflecke, lateinisch »Livores«, ähneln blauen Flecken bei Lebenden. Es sind blauviolette Verfärbungen der Haut, die nach dem Tod entstehen. Das Blut, welches durch den Stillstand des Herzens nicht mehr durch den Körper gepumpt wird, sackt durch die Schwerkraft in tiefer gelegene Körperregionen ab und sammelt sich dort. An den Stellen, auf die von außen Druck ausgeübt wird – zum Beispiel durch das Aufstützen am Boden – wird das Blut weggedrückt – hier bilden sich keine Leichenflecken.

Bei der Leiche von Andreas R. müssten also seiner hockenden Position nach die Leichenflecken auf der Bauchseite und an Unterarmen und Unterschenkeln auftreten – außer an den Punkten, wo der Körper den Fußboden berührte – Knie, Ellenbogen und Unterschenkel. Und genau dort befinden sie sich auch oder fehlen.

Der Personalausweis wird verglichen. Der tote Mann ist eindeutig Andreas R.

Die Polizei stellt zudem in der Wohnung folgende Gegenstände sicher: Eine Geldbörse mit 50 Euro, eine Dose Ether, die Müllsäcke und die Käseverpackungen, leere Verpackungen von Feinstrumpfhosen, eine Kontaktanzeige aus der Zeitung von Andreas R.s Schreibtisch, in der er eine »sympathische Sie« angekreuzt hat, sowie die drei Wohnungsschlüssel.

Die Leiche wird mit sämtlichen Kleidungsstücken vom Bestatter in die Leichenhalle der Polizei gebracht. Der anwesende Amtsarzt wird die Todesbescheinigung nachreichen. Er geht jedoch jetzt schon von einem »nicht-natürlichen« Tod aus.

Bis auf den Käse ist für den erfahrenen Arzt die Situation, in der die Leiche von Andreas R. aufgefunden wird, nichts Neues. Er ahnt es gleich beim ersten Anblick: Hier muss es sich um einen »autoerotischen Unfall« handeln.

In der Todesbescheinigung wird später stehen, dass der vermutliche Tod am 5. November gegen acht Uhr eingetreten ist. Der Mediziner kreuzt zudem bei »Anhaltspunkte für ein nichtnatürliches Geschehen« »ja« an. Bei Todesursache trägt er ein: »cerebrale Hypoxie im Rahmen autoerotischer Handlungen mit Dimethyletherinhalation«.

»Cerebrum« ist der lateinische Begriff für das Gehirn. Unter »Hypoxie« versteht man Sauerstoffmangel im Gewebe. Cerebrale Hypoxie ist also eine Unterversorgung des Gehirns mit Sauerstoff. Die Nervenzellen sind Sauerstoffmangel gegenüber besonders empfindlich und sterben sehr schnell ab. Das Einatmen des betäubenden Ethers hat die Sache beschleunigt. Ein Fremdverschulden kann ausgeschlossen werden, der Arzt kreuzt »Unglücksfall« an. Die Käsescheiben auf dem Körper des Toten kann niemand erklären. Vielleicht gab der durch die Körperwärme schmelzende Belag dem Mann einen besonderen »Kick«.

Was aber sind *autoerotische* Handlungen?

Ist Selbstbefriedigung gefährlich?

Bei autoerotischen Handlungen geht es um nichts anderes als um Selbstbefriedigung (Masturbation). Autosexualität, oder wie Sigmund Freud es formulierte: Autoerotismus, sind sexuelle Handlungen, die der Betreffende an sich selbst ausführt. Oft werden zusätzlich noch Sexspielzeuge und Masturbationshilfen verwendet. Sexspielzeuge können künstliche Penisse mit und ohne Batterien sein, also Vibratoren und Dildos; Lustkugeln für Frauen oder Penisringe, die den Blutrückfluss verhindern. Auch besondere Kleidung oder Gegenstände für Rollenspiele wie Peitschen, Fesseln, Körperfarben werden angeboten und reichlich gekauft. Manch einer verwendet stattdessen auch Gegenstände aus dem Haushalt wie Flaschen, Kerzen oder auch bestimmte Gemüsesorten. Gefährlich wird es immer dann, wenn Praktiken angewendet werden, die Verletzungen hervorrufen können, oder die der Betreffende nicht allein kontrollieren kann.

Kurzzeitiger Sauerstoffmangel kann das Lustempfinden erhöhen. Das klingt paradox. Doch es ist erklärbar. Durch den Luftmangel reagiert das empfindliche Großhirn mit einer Einengung des Bewusstseins – kontrollierende, bewusst denkende Areale werden kurzfristig »abgeschaltet«, um sie vor Schäden durch den Sauerstoffmangel zu bewahren. Stattdessen werden urtümlichere Bereiche des Nervensystems, unter anderem die Sexualzentren in Gehirn und Rückenmark stärker erregt. Fachlich wird das Ganze als »Autoerotische Asphyxie« bezeichnet.

Sauerstoffmangel im Gehirn kann durch vielfältige Praktiken hervorgerufen werden: über den Kopf gezogene Plastikbeutel, betäubende Dämpfe bis hin zu Aufhängen oder Strangulieren.

All dies ist jedoch hochgradig gefährlich. Das menschliche Gehirn ist gegenüber Sauerstoffmangel ausgesprochen anfällig. Schon nach einer Minute kann Bewusstlosigkeit auftreten. Der Betreffende kann sich nicht mehr helfen – es kommt zu einem »autoerotischen Selbsttötungsunfall«, er erstickt.

Wer macht denn »so etwas«?

Am 16. Juni 2009 wird von der Medizinischen Fakultät der Universität Hamburg die Dissertation zum Thema »Autoerotische Todesfälle in Hamburg und München 1983–2002« angenommen. Der Vorsitzende des Prüfungsausschusses ist der Leiter des Instituts für Rechtsmedizin des Universitätsklinikums Hamburg-Eppendorf, Professor Dr. Klaus Püschel. Die Doktorandin hat sich eingehend mit Todesfällen im Zusammenhang mit autoerotischen Praktiken befasst.

In ihrer Studie schreibt sie: »Von 101 Fällen in dieser Studie ist lediglich eine Tote weiblichen Geschlechts (knapp 1 %), 100 sind männlich.«

Auch das Alter hat sie aufgelistet: »Der Hauptteil der Toten (71,3 %) ist unter 40 Jahre alt, gut die Hälfte (50,5 %) ist unter 30 Jahre alt. Der Altersmedian liegt bei 29 Jahren, das

Durchschnittsalter bei 32,4 Jahren. Die meisten Toten sind in der Altersgruppe 20–29 Jahre zu verzeichnen.« *(Sandra Kuhn, Dissertation zur Erlangung des Grades eines Doktors der Medizin der Medizinischen Fakultät der Universität Hamburg, 2009).*

Bei autoerotischen Unfällen gibt es eine hohe Dunkelziffer. Selbstbefriedigung, insbesondere in absonderlicher Kleidung und unter Zuhilfenahme von Sexspielzeug, gilt noch immer als »peinlich« und unwürdig. Wird ein Mensch in solch einer Situation von Verwandten gefunden, neigen diese oft dazu, die Angelegenheit zu vertuschen, um sich selbst und dem Betroffenen die Peinlichkeit zu ersparen. Das gilt noch viel stärker bei einer autoerotischen Selbsttötung. In Deutschland werden pro Jahr etwa 0,6 bis 1 Fall pro Million Einwohner registriert.

In einer groß angelegten Studie in den USA und Kanada benannten die Wissenschaftler folgende zwölf Punkte, anhand derer Polizei und Rechtsmediziner eine autoerotische Selbsttötung erkennen und von Mord unterscheiden können:

> » Auffindeort: Meist ein verschlossener Raum oder einer, in dem der Betreffende nicht mit Störungen rechnet. Hierzu gehören auch abgelegene Gegenden wie ein einsames Waldstück,
> » Körperlage: Bei Tod durch Strangulation kann »atypisches Hängen«, bei dem z. B. Füße oder Knie den Boden berühren, Hinweis auf einen Unfall sein,
> » Tatwerkzeug: selten ein Seil, manchmal Tücher, nichts Einschnürendes,
> » »self-rescue-Mechanismus« vorhanden: Das sind Vorrichtungen zur Selbstrettung, die ein Entkommen aus der Situation ermöglichen, z. B. bereitliegende Messer, Scheren, Cutter oder spezielle Knoten der Fesselung,
> » Fesselung: Die Fesseln ermöglichen meist sexuelle Stimulation, z. B. durch direktes Umschnüren der Genitalien,
> » sado-masochistisches Verhalten in der Vergangenheit,
> » Kleidung: Das Opfer trägt besondere, auffällige oder unpassende Kleidung z. B. Reizwäsche oder Frauenkleider,

» schützende Polsterung: vermeidet Strangulationsmarken, also z. B. Tücher oder Kleidungsstücke unter dem Strangulationswerkzeug (Strick) am Hals,
» Sexutensilien / Sexspielzeug: wie Vibratoren, Dildos, Gummipuppen, spezielle Lack- oder Lederbekleidung,
» Requisiten: wie z. B. Spiegel, Zeitschriften, Videos,
» Hinweis auf Masturbation,
» Hinweise auf vorhergehendes ähnliches Verhalten.

(Nach Hazelwood R., Dietz P., Burgess A., Autoerotic Fatalities. Lexington Books, MA, 1983)

»Tu nichts, wobei du nicht tot erwischt werden willst«

Am Donnerstag, dem 4. Juni 2009, findet man den amerikanischen Schauspieler David Carradine tot in einem Hotelzimmer in Bangkok, wo er zu Dreharbeiten für einen französischen Film wohnt. Am Mittwochabend hat er noch ein paar Drinks an der Hotelbar genommen und ist dann auf sein Zimmer gegangen. Die Überwachungskamera auf dem Hotelflur wird später zeigen, dass kein Besucher sein Zimmer betreten hat.

Der 72-Jährige ist zu dem Zeitpunkt ein berühmter Schauspieler, Regisseur und Produzent. Insgesamt hat Carradine in mehr als 100 Filmen mitgespielt, darunter in »Das Schlangenei« von Ingmar Bergman oder in »Kill Bill« von Quentin Tarantino. Und er hatte anscheinend Gefallen an autoerotischen Praktiken gefunden ...

Die Putzfrau des noblen *Swissotel Nai Lert Park*-Hotels findet den Schauspieler am Morgen des 4. Junis in seinem Zimmer. Oder besser gesagt, sie findet ihn im Kleiderschrank.

In thailändischen Zeitungen wird bald darauf das Foto des Toten abgebildet. Er ist nackt, hängt mit gefesselten Händen an der Kleiderstange des Wandschrankes. Was man auf dem Foto nicht sieht: Ein Seil ist um seinen Hals geschlungen, ein zweites um die Genitalien.

Die Polizei geht zuerst von Selbstmord aus, ändert jedoch schnell ihre Meinung. Mit Rücksicht auf die Familie des Schauspielers werden zuerst keine Einzelheiten seines Todes bekanntgegeben, doch lange können die Behörden das Geschehen nicht geheim halten. Und auch eine Selbsttötung wird schnell verworfen.

»Tu nichts, wobei du nicht tot erwischt werden willst«, schrieb dereinst der Vater John Carradine, selbst bekannter Western-Darsteller, seinem Sohn David ins Stammbuch. Und nun hat der genau das getan. David Carradine wollte sich nicht umbringen – er hat sich selbst gedrosselt, um die sexuelle Lust zu erhöhen.

David Carradine ist kein Einzelfall. Michael Kelland John Hutchence ist der Sänger der australischen Rockband *INXS*. Die Boulevardpresse kennt ihn – auch weil er unter anderem mit der Popsängerin Kylie Minogue, dem Model Helena Christensen und mit Paula Yates, der Exfrau des Musikers Bob Geldof, liiert war.

Im November 1997 findet ein Dienstmädchen den Sänger in einem Hotelzimmer in Sydney. Er ist nackt. Die Leiche befindet sich in kniender Position gleich hinter der Eingangstür, der Kopf steckt in einer Schlinge seines eigenen Gürtels, den er am Türschloss befestigt hat. Im Zimmer wimmelt es zudem von leeren Flaschen und Medikamentenverpackungen.

Am Abend vorher war Hutchence noch mit seinem Vater essen, Angestellte des indischen Restaurants berichteten später, dass er zu dem Zeitpunkt einen zufriedenen Eindruck macht. Danach verbringt der Sänger den Rest des Abends mit Freunden an der Hotelbar des *Ritz Carltons,* anschließend gehen sie gemeinsam auf Hutchences Zimmer, um weiter zu feiern. Irgendwann verlassen die Freunde ihn, um schlafen zu gehen. Am nächsten Vormittag warten die Musiker von *INXS* auf ihren Frontmann. Sie haben eine Aufzeichnung beim australischen Fernsehsender *ABC*. Doch der Sänger erscheint nicht. Michael Hutchence ist tot.

Offiziell gilt sein Tod bis heute als Selbstmord durch Erhängen.

Im Februar 1994 findet man den englischen Ministerkandidaten Stephen Milligan tot in seiner Wohnung. Die Polizei staunt nicht schlecht: Milligan trägt einen schwarzen Spitzenbüstenhalter, einen Rüschenslip und Strapse. Über seinen Kopf ist eine Plastiktüte gezogen, um den Hals ein Stromkabel geschlungen. Im Mund steckt eine geschälte Orange, zudem findet sich eine Kapsel mit Poppers, so nennt man eine Gruppe von Substanzen, die berauschend und sexuell stimulierend wirken. Spuren eines Einbruchs oder von Fremdeinwirkung kann die Polizei nicht entdecken, Stephen Milligan ist an einem autoerotischen Unfall verstorben. Die britische *Sun* widmet dem bizarren Sexunfall am nächsten Tag ganze sechs Seiten.

»Morbus Kobold« – ich liebte einen Staubsauger

Unfälle bei der Selbstbefriedigung kommen nicht nur vor, wenn sich derjenige die Luft abschnürt. Es gibt viele andere Verletzungen, je nachdem, welche Praktiken und »Hilfsmittel« verwendet werden. Betroffen sind überwiegend Männer. Später, beim Arzt, versuchen sie dann aus Scham, den tatsächlichen Ablauf zu verschweigen oder anders zu erklären. Daher fehlen exakte statistische Angaben zu solchen Verletzungen.

Je nach verwendeten Gegenständen oder Praktiken, können autoerotische Unfälle in mehrere Kategorien eingeteilt werden:

» Verletzungen an den Geschlechtsorganen, meist am Penis,
» Verletzungen an und in Körperöffnungen, z. B. Harnröhre oder Darmbereich, durch das Einführen von Gegenständen,
» Verletzungen durch elektrischen Strom, z. B. bei Reizung der Geschlechtsorgane durch Strom,
» Verletzungen durch Fesselpraktiken (»Self-Bondage«).

Besondere Aufmerksamkeit erlangten die Ergebnisse einer Dissertation über autoerotische Unfälle mit Staubsaugern aus dem Jahr 1978 *(Michael Alschibaja Theimuras, Penisverletzungen bei Masturbation mit Staubsaugern, 1978).*

Die Mediziner am *Klinikum rechts der Isar* in München hatten in den siebziger Jahren etliche Penisverletzungen behandelt, die immer auf die gleiche Art und Weise zustande gekommen waren: durch Selbstbefriedigung mit einem Staubsauger namens *Kobold.* Sämtliche Patienten mit diesen Verletzungen hatten die gleiche Staubsaugermarke verwendet.

Das Modell unterschied sich von anderen dadurch, dass es keinen Verbindungsschlauch zwischen Motor und Saugfuß gab, sondern sich der Motor direkt am unteren Ende einer gleichzeitig als Griff dienenden Röhre befand. Löste man den Saugfuß ab, lag darüber eine etwa elf Zentimeter lange Röhre frei, der sogenannte Ansaugstutzen, der direkt in den Motor mündete. An der Einmündung dieses Ansaugstutzens im Motor befand sich ein Propeller, der je nach Schaltstufe mehr oder weniger schnell rotierte.

Was war passiert? Die betroffenen Männer hatten den Penis in nicht erigiertem Zustand in das Rohr (den Ansaugstutzen) eingeführt und den Staubsauger dann eingeschaltet. Durch die angesaugte Luft wurde nun der Penis stimuliert und erigierte. Mit zunehmender Erektion verstärkte sich der durch den Motor erzeugte Sog, bis der wachsende Unterdruck schließlich den gesamten Staubsauger fest an den Unterleib presste und den Penis immer weiter in das Rohr hineinzog – bis hin zum rotierenden Propeller. Die entstehenden Verletzungen lassen sich unschwer vorstellen.

Bei der Einlieferung ins Krankenhaus und auch später noch, bei der Befragung durch den Verfasser der oben genannten Studie, sind die meisten Betroffenen nicht in der Lage, die wahre Ursache ihrer Verletzung – Selbstbefriedigung – zuzugeben. Sie geben verschiedenste, zum Teil auch abstruse Erklärungen ab:

» Er sei »wegen Ischias« in orthopädischer Behandlung. Als er sich wegen der Kreuzschmerzen mit dem Staubsauger massieren wollte, sei dabei sein Penis in den Staubsauger geraten.

» Er sei gestolpert und mit dem Penis auf ein Glas gefallen. Da sei ihm die Idee gekommen, doch statt des Glases den Staubsauger als eine Art Vagina-Ersatz zu benutzen. Weil der Effekt bei ausgeschaltetem Staubsauger »enttäuschend gewesen« sei, habe er den Apparat angestellt.

» Er litt seinen Angaben nach seit 13 Jahren an Durchblutungsstörungen des Gehirns, die mit Abwesenheitszuständen (Absencen) einhergingen. Die Penisverletzung sei anlässlich eines solchen Abwesenheitsanfalles entstanden.

» Er habe die Kaffeemühle repariert. Dabei sei die Verletzung entstanden.

» Die Freundin des Patienten habe die Wohnung saubergemacht. Er habe auf dem Bett gelegen. Sie habe ihn geneckt und sei mit dem Staubsauger über seinen Unterleib gefahren.

» Er sei von einem Tisch auf einen Gartenstuhl gestürzt und habe sich so die Penisverletzung zugezogen.

» Er habe die Wohnung staubsaugen wollen, als seine Freundin nicht da war. Als er die Düse des Staubsaugers wechseln wollte, wobei er keine Hose und Unterwäsche trug, sei ihm der Penis in den Staubsaugerpropeller geraten.

» Er habe sein Auto mit einem Staubsauger gereinigt. Das Gerät habe ihm nicht gehört, deshalb habe er sich mit der Bedienung nicht genau ausgekannt und sei aus Versehen auf den Auslöserknopf gekommen. Weil er gerade vorher die Hosen ausgezogen habe, sei der Unfall passiert.

Ein Vater, dessen Sohn eben gerade selbst wegen einer Verletzung am Penis durch einen Staubsauger aus dem Krankenhaus entlassen worden war, wollte diesem die Geschichte mit dem Staubsauger nicht glauben und beschloss, sie nachzuprüfen. Nur deshalb, so erklärte er, habe er seinen Penis in den Ansaugstutzen eines laufenden *Kobold*-Staubsaugers eingeführt.

Die Studie stellt fest, dass wohl keinem der Betroffenen die besondere Konstruktionsweise des *Kobold*-Staubsaugers bekannt gewesen ist. Solche Unfälle können natürlich mit jeder anderen Staubsaugermarke, bei der der Propeller unmittelbar hinter dem Ansaugstutzen eingebaut ist, vorkommen. Andere Gerätetypen besitzen jedoch fast immer einen Saugschlauch von ein bis zwei Metern Länge, der einen Kontakt des Penisses mit dem Rotor verhindert.

Der *Kobold* wurde umgebaut.

Ein Skelett im eigenen Garten
Rohr in Thüringen

Obergrunstedt ist ein kleiner Ort nahe Weimar, der mit den Ortsteilen Nohra und Ulla zur Einheitsgemeinde Nohra gehört. Für ein Wochenende Mitte August 2006 hat sich eine Familie in Obergrunstedt Arbeit vorgenommen. Die Drainageleitung für die alte Scheune auf dem Grundstück soll endlich fertiggestellt werden. Um die Rohre zu verlegen, muss der Boden großflächig und tiefer aufgegraben werden. Der Familienvater will die Arbeiten selbst erledigen. Doch schon nach wenigen Spatenstichen hält er inne. In der ausgehobenen Erde entdeckt er etwas, das einem Knochen ähnelt. Er gräbt wei-ter und stößt kurz darauf auf weitere Skelettteile.

Das Thüringen-Journal des *MDR* berichtet am 18. September 2006 von dem Fund: Man sieht die Knochen in anatomisch korrekter Form auf einem metallenen Seziertisch liegen. Der Finder, Eberhard R., Hausherr des Grundstückes in Obergrunstedt, wird in seinem Garten gezeigt. Er erzählt, dass er zuerst einen Teil des Schädels gefunden hat und sein erster Gedanke gewesen sei, dass hier jemand »kein anständiges Begräbnis« bekommen hat. Gleich darauf hat er an ein Verbrechen gedacht. Hat jemand in seinem Garten etwa eine Leiche vergraben? Der Hausherr informiert die Weimarer Polizei. Weitere Grabungen erfolgen, bis schließlich ein fast vollständiges Skelett zutage gefördert wird.

Bei den Beamten schrillen die Alarmglocken. Seit dem 13. Dezember 1997 wird die 24-jährige Manuela S. aus Lehnstedt bei Weimar vermisst. Die junge Frau ist verschollen, eine Leiche wurde nie gefunden. Noch immer steht der Fahndungsaufruf vom 15. Oktober 1998 im Netz:

Fahndungsmeldung

»Vermisste Manuela (...)

Seit dem 13.12.1997 wird die 24-jährige Manuela (...) aus Lehnstedt bei Weimar vermisst.

Nach dem Besuch ihrer Mutter in Gräfinau-Angstedt (bei Ilmenau) kehrte M. (...) mit ziemlicher Sicherheit zu ihrer Wohnung nach Lehnstedt zurück, da ihr PKW später an der Wohnanschrift aufgefunden wurde.

Zum Aufenthalt der Vermissten gibt es seit dem 13.12.1997 keinerlei Hinweise.

Am 15.08.1998 wurden die Personaldokumente in Frankfurt am Main aufgefunden, wobei ein Aufenthalt der Vermissten in Frankfurt am Main ausgeschlossen wird.

Nach Stand der Ermittlungen wird von einem Tötungsdelikt ausgegangen.« *(Quelle: http://www.thueringen. de/de/lka/fahndung/vermisste/02872/content.html)*

Die vermisste Manuela S. verkauft 1997, zwei Tage vor Heiligabend, ihr Auto an einen Autohändler in Weimar. Sie ist dabei in Begleitung von zwei Männern. Danach verliert sich die Spur der jungen Frau. Im August 1998 werden ihre Papiere gefunden – in einer gänzlich anderen Gegend, in Frankfurt am Main. Manuela S. indes bleibt verschwunden.

Gehören die Knochenteile im Obergrunstedter Garten zur Vermissten? Die Kriminalpolizei lässt das Skelett in das Institut für Rechtsmedizin der Universität Jena bringen. Dr. Carsten Hädrich arbeitet zu dieser Zeit dort als Rechtsmediziner und bekommt es auf den Tisch. Bis auf einige sehr kleine Hand- und Fußwurzelknochen sind fast alle Skeletteile gefunden worden. Die Rechtsmediziner packen die Skelettteile aus, säubern und ordnen sie.

Sehr schnell weiß man, dass es sich bei dem Fund nicht um Manuela S. handeln kann. Zum einen wohnt die Familie in Obergrunstedt seit 1982 auf dem Grundstück. Fremde, die in ihrem Garten etwas vergraben hätten – gar ein ganzes Skelett – wären der Familie mit Sicherheit aufgefallen. Zudem entdecken die Kriminaltechniker am Fundort weitere Dinge, die den Schluss nahelegen, dass es sich um sehr alte Gebeine handelt. Neben den Knochen wurden auch »Artefakte«, also Schmuckstücke, vergraben. Im konkreten Fall waren das sogenannte Armbrustfibeln aus Bronze, also Nadeln, die Kleidungsstücke zusammenhielten; Metallringe, die von Kleidungsstücken stammen könnten, ein Kettenanhänger aus Bernstein und Scherben einer Vase aus Ton. Das Landesamt für Archäologische Denkmalpflege kann solche Grabbeigaben einordnen: Sie sind typisch für wohlhabende Germanen vom Stamm der Hermunduren, die von den Römern zur großen Stammesgruppe der Sueben gezählt wurden. Zudem weiß man, dass zu der Zeit nur Wohlhabende eine Erdbestattung bekamen, die Leichname armer Leute wurden verbrannt.

Auch die rechtsmedizinischen Untersuchungen am Skelett bestätigen, dass die Skeletteile Hunderte von Jahren alt sind. Der Schädel weist ein geringes Gewicht auf, an den Knochen finden sich zahlreiche brüchige, aufgeweichte Stellen. Durch die Lagerung im Lehmboden, welcher fast keine Luft an die Gebeine lässt, sind die Skeletteile so gut erhalten geblieben.

Die Experten datieren die in Obergrunstedt gefundenen Knochen auf ein Alter von über 1.700 Jahren und ordnen die Gebeine damit in die Zeit zwischen 250 und 320 ein.

Aller Wahrscheinlichkeit nach handelt es sich um das Skelett einer jungen Frau. Das erkennen die Rechtsmediziner am Bau des Beckens, obwohl das in diesem Fall gar nicht so einfach ist, da es sich um eine Jugendliche handelt – hier besitzen die Beckenknochen noch nicht ihre typische, geschlechtsspezifische Form. Die Grabbeigaben jedoch sprechen dafür, dass es eine junge Frau gewesen sein muss. Das Alter können die Ärzte recht gut anhand der Zähne feststellen, sie sind sehr gut erhalten und wenig abgenutzt.

Woran die Frau aus dem Mittelalter starb, ist noch unklar. Darum wird sich in den kommenden Wochen das Landesamt für Archäologische Denkmalpflege kümmern.

Manuela S. wird bis heute vermisst.

Mord vor 1.000 Jahren

Rohr ist eine Gemeinde in Thüringen, die im Landkreis Schmalkalden-Meiningen liegt. Laut Wikipedia hat der Ort derzeit 471 Einwohner. Rohr ist ein historisch sehr alter Ort. Bereits im Jahr 815 wurde hier erstmals die Gründung eines Benediktinerklosters urkundlich erwähnt. Eine Kirche im karolingischen Baustil wurde errichtet und dem Heiligen Michael geweiht. Diese Michaeliskirche existiert noch heute, der Klosterbetrieb jedoch kam nach 100 Jahren zum Erliegen. Erst 1206, also rund 300 Jahre später, wurde erneut ein Benediktinerinnenkloster in Rohr gebaut, das über mehrere Jahrhunderte Bestand hatte und nach der Reformation säkularisiert und aufgelöst wurde. Ein Teil der Gebäude blieb bis heute erhalten.

Im August 1991 finden hier Bauarbeiten statt. Auch im Hof des ehemaligen Klosters wird gegraben. In etwa 60 Zentimetern Tiefe finden die Bauarbeiter Knochen. Es stellt sich heraus, dass es sich um menschliche Überreste handelt und recht schnell erkennt man auch, dass die Knochen alt, sehr alt sind. Archäologen machen sich ans Werk. Sie erkunden das gesamte Areal und identifizieren es als ein »Flachgräberfeld«. Mehrere Skelettteile werden gefunden, schließlich auch ein Grab, in dem sich ein fast vollständig erhaltenes Skelett in Rückenlage findet.

Die Archäologen staunen allerdings nicht schlecht, als sie am Schädel zahlreiche Kopfverletzungen und daneben ein eisernes Messer entdecken. Wurde der Mensch aus dem späten Frühmittelalter ermordet? Wer befasst sich eigentlich mit solchen Toten?

»In mehreren deutschen Bundesländern werden Skelette und Skelettfragmente vom Gesetzgeber einer menschlichen Leiche gleichgestellt; sie unterliegen damit prinzipiell der Leichenschaupflicht durch einen Arzt – so auch in Thüringen.«, schreibt Dr. Carsten Hädrich 2011 in der Zeitschrift Rechtsmedizin *(C. Hädrich, S. Bock, J. Dressler, Rechtsmedizin 2011, 21, S. 465–468)*. Gleichzeitig aber, so fügt der Forensiker hinzu, sind solche Funde, darunter auch Skelette, »bewegliche Kulturdenkmale« nach dem Thüringer Denkmalschutzgesetz. Das Skelett mit dem eingeschlagenen Schädel ist also einerseits eine Leiche und braucht somit einen Totenschein und andererseits gehört es zum Kulturgut Thüringens.

Das Thüringer Denkmalschutzgesetz besagt in Paragraf 17 (Schatzregal): »Bewegliche Kulturdenkmale, die herrenlos oder so lange verborgen gewesen sind, dass ihr Eigentümer nicht mehr zu ermitteln ist, werden mit der Entdeckung Eigentum des Landes, wenn sie bei staatlichen Nachforschungen, in archäologischen Schutzgebieten oder bei ungenehmigten Nachforschungen entdeckt wurden, oder wenn sie einen hervorragenden wissenschaftlichen Wert besitzen.«

Die Frage ist nun: Besitzt das gefundene Skelett einen »hervorragenden wissenschaftlichen Wert«? Und: Handelt es sich hier um einen kriminalistisch relevanten Fall?

»Die Entscheidung, ob es sich bei zufälligen Skelettfunden um einen archäologisch oder kriminalistisch relevanten ‹Fall› handelt, kommt dabei oft dem Rechtsmediziner und seiner Erfahrung bei der Liegezeitschätzung zu«, so Dr. Hädrich. Das Skelett von Rohr wird zwar primär von den Archäologen untersucht, jedoch wird auch die Rechtsmedizin hinzugezogen. Er selbst wurde bezüglich der Verletzungen und zur Rekonstruktion des möglichen Tathergangs konsultiert.

Mann oder Frau?

Nachdem die Skelettteile gereinigt, präpariert und kategorisiert worden sind, versucht der Rechtsmediziner, das Alter der Knochen zu bestimmen. Es könnte ja auch sein, dass das Skelett erst später an diese Stelle gelangt ist und es sich um einen »frischeren« Toten handelt – auch wenn es in diesem Fall unwahrscheinlich scheint.

Das Alter der Überreste von Lebewesen kann man unter anderem nach der Radiokarbonmethode (auch C 14-Methode) berechnen.

Solange Pflanzen, Tiere oder Menschen leben, nehmen sie mit Nahrung und Atemluft gebundenen Kohlenstoff auf. »Normaler« Kohlenstoff kommt in der Natur in vielfältigen Verbindungen vor, in allen organischen Stoffen, aber auch in Kohlensäure, Carbonaten oder in der Luft als Kohlenstoffdioxid. Das Element hat die Ordnungszahl 12, das heißt, es besitzt sechs Protonen und sechs Neutronen, daher auch die Bezeichnung C 12.

Eine Form des radioaktiven Kohlenstoffs hingegen besitzt bei gleicher Protonenzahl zwei Neutronen mehr – daher C 14. Dieser radioaktive Kohlenstoff ist auch in allen Kohlenstoffverbindungen in geringen Anteilen enthalten. Jedes Lebewesen nimmt also Zeit seines Lebens nicht nur große Mengen »normalen« Kohlenstoff auf, sondern auch immer etwas C 14. Kohlenstoffverbindungen werden aber auch ständig ausgeschieden. Der Anteil des C 14 im Körper bleibt also gleich, bis der Tod eintritt. Danach, wenn kein Stoffwechsel mehr stattfindet, nimmt der Anteil an C 14 kontinuierlich ab, denn das radioaktive Element zerfällt allmählich. In 5.750 Jahren ist die Hälfte »verschwunden«.

Wenn man nun weiß, wie hoch der Anteil an C 14 im »Durchschnittsmenschen« ist – so kann man anhand der Zerfallszeit und der im Leichnam noch vorhandenen Menge berechnen, wie lange dieser Mensch schon tot ist.

Die Radiocarbonmethode muss hier nicht angewendet werden, sie ist kostspielig und zeitintensiv.

Das Alter des Skeletts aus Rohr kann von den Archäologen recht genau aufgrund der »Beifunde«, also der zusätzlich gefundenen Gegenstände festgelegt werden. Der Tote stammt aus dem zehnten Jahrhundert nach Christus.

Als nächstes beantworten die Ärzte die Frage, ob das Skelett zu einer Frau oder zu einem Mann gehörte. Dazu verwenden sie die Knochen der Arme, der Beine, den Schädel und Teile der Hüftknochen.

Femur – das ist der Oberschenkelknochen, und Humerus, so wird der Oberarmknochen genannt – sind sehr robust. Das deutet auf einen Mann hin.

Das »Acetabulum«, so heißt die Hüftgelenks- oder Beckenpfanne, besteht aus drei miteinander verwachsenen Teilen, dem Darmbein, dem Sitzbein und dem Schambein. Insgesamt ist das männliche Becken höher als das weibliche, schmaler und enger – Männer gebären ja auch keine Kinder.

Auch der Schädel gibt Hinweise auf das Geschlecht: Der Schädel eines Mannes weist u. a. einen mächtigeren Knochenbau, massivere Knochenbogen über den Augenhöhlen, ein kräftigeres Gebiss mit stärkerer Ausbildung der Knochen und Leisten, an denen Muskeln ansetzen, auf.

Insgesamt ist die Situation eindeutig: Das Skelett aus Rohr ist männlich.

Auch die Körpergröße kann anhand der sogenannten Langknochen – das sind Oberschenkel- und Oberarmknochen, hinzukommen noch Speiche und Schienbein – gut geschätzt werden. Unter Berücksichtigung der Fehlerbereiche errechnen die Rechtsmediziner eine Größe von 170 bis 180 Zentimetern. Das liegende Skelett wird mit 178 Zentimetern vermessen.

Jung oder alt?

Nun gilt es herauszufinden, wie alt der Tote aus dem frühen Mittelalter war. Auch für die Altersbestimmung liefern bestimmte Skelettteile gute Anhaltspunkte.

Besonders aussagekräftig für einen Rechtsmediziner sind die Zähne. Die Ärzte erfassen dabei den Zahnstatus – das heißt, sie überprüfen, ob alle Zähne eines Erwachsenen vollständig vorhanden sind. Dann beurteilen sie die »Abrasion« – das sind Abnutzungserscheinungen. Je älter der Mensch ist, umso stärker sind seine Zähne abgenutzt. Schließlich gab es vor 1.000 Jahren noch keine Zahnärzte, die eventuelle Schäden beseitigen konnten. Auch Karies, freiliegende Zahnwurzeln und der Zustand des Zahnbeins (Dentins) spielen eine Rolle.

Die Zähne des Toten weisen auf ein Lebensalter von über 20 Jahren mit einer Tendenz zu 30 bis 35 Jahren hin. Außer am Gebiss können auch Kennzeichen an den Knochen zur Altersbestimmung genutzt werden. An den Langknochen werden insbesondere die Enden (Epiphysen) und die Ansatzstellen der Sehnen und Muskeln (Apophysen) untersucht. Diese Stellen ergeben beim Skelett von Rohr eine Zuordnung in eine Altersgruppe von 15 bis 20 Jahre. Am Darmbein gibt es eine Gelenkfläche, die an ein Ohr erinnert, die »Facies auricularis«. Ihre Ausprägung weist ebenfalls auf einen jungen Erwachsenen hin. Und schließlich betrachten und untersuchen die Rechtsmediziner noch die Schädelnähte, also die zickzackförmigen Verwachsungsstellen der Schädelknochen. Insgesamt ergibt sich so ein Alter von 30 bis 40 Jahren für das männliche Skelett aus Rohr.

Dr. Hädrich kommt zu folgender Zusammenfassung der Identitätsmerkmale und pathologischen Veränderungen:

» Geschlecht: männlich,
» robuste Langknochen,
» 30 bis 40 Jahre alt,
» 170 bis 180 cm Körperhöhe,
» Zahnengstand, kariöse Zahndefekte, keine Zahnarbeiten,
» Parodontopathie, also krankhafte Prozesse in der Umgebung des Zahnes, im Volksmund »Parodontose« genannt,
» vitale Zahnverluste (4 Zähne),
» Schmelzhypoplasie der Frontzähne (Verminderung des Zahnschmelzes),
» Brustwirbel mit sogenannten Schmorl-Knötchen (Verlagerung von Bandscheibengewebe) und
» Osteophyten, das sind höckerartige Knochenvorsprünge am Rand der Gelenkflächen, verursacht durch Abnutzungserscheinungen.

All das beantwortet aber noch nicht die Frage, woran der Mann gestorben ist.

Wurde der Mann aus Rohr ermordet?

Die Rechtsmediziner finden an verschiedenen Stellen des Skeletts Verletzungsspuren. Die Frage ist jedoch: Entstanden diese Beschädigungen vor oder nach dem Tod? Es könnte ja durchaus auch sein, dass durch die Lagerung im Erdreich, durch Erdbewegungen oder Gestein Brüche und Schäden an den Knochen verursacht wurden. Beschädigungen bei der Ausgrabung können weitgehend ausgeschlossen werden, da die Freilegung der Skelettteile durch Profis erfolgt ist.

Folgende Verletzungsspuren werden gefunden:

» beidseitige Oberkieferbrüche,
» Ausbruch des linken Jochbeins,
» ein trichterförmiger Knochendefekt mit ovaler Form an der linken Kopfseite, Ränder abgerundet,
» eine horizontale keilförmige Kerbe am Hinterkopf mit 2 mm Breite und etwa 3 cm Länge, in einer Bruchlinie auslaufend,
» ein spindelförmiger Knochendefekt im Hinterhauptsbein mit glatten Rändern,
» ein quer verlaufender kerbenartiger Knochendefekt an der rechten Kopfseite, in einer 15 cm langen horizontalen Bruchlinie auslaufend,
» ein lochartiger Knochendefekt von ca. 2 cm Durchmesser an der linken unteren Kopfseite und
» der Bruch des Unterkiefers im Bereich des rechten Eckzahns und des linken Gelenkfortsatzes.

Um beurteilen zu können, ob die Verletzungen mit einer metallenen Waffe beigebracht wurden, verwendet Dr. Hädrich die »Energiedispersive Röntgenspektroskopie«. Hierbei kann man Knochenfragmente auf das Vorhandensein von Kupfer und Eisen in den Wunden untersuchen. Leider ergibt die Methode in diesem Fall kein aussagekräftiges Ergebnis. Die an den beiden Schädelfragmenten gefundenen Eisenpartikel können auch durch Auswaschung aus dem Boden verursacht worden sein.

Der Rechtsmediziner vermag es jedoch aufgrund seiner Erfahrungen durchaus, Verletzungen an Knochen als »fremdbeigebracht« zu identifizieren, das heißt, er kann anhand typischer Merkmale sagen, ob ein anderer die Verletzungen zugefügt hat.

Die Beschädigungen an der linken Kopfseite sind durch mehrfache stumpfe und halbscharfe Gewalteinwirkung von außen verursacht worden. Da keine Zeichen einer Heilung des Gewebes sichtbar sind, müssen sie kurz vor dem oder zum Todeszeitpunkt entstanden sein.

Die Hiebe gegen die linke Kopfseite sind mit großer Wucht von oben nach unten geführt worden, einer davon hat fast senkrecht auf die Schädeloberfläche getroffen und zu einem Schädelbruch geführt. Weitere Verletzungen erweisen sich als Folge von mindestens sechs Hieben mit einem schweren Gegenstand mit schmal auslaufender Klinge. Da der Tote im zehnten Jahrhundert nach Christus gelebt hat, kommen Schwerter, Beile und Streitäxte als mögliche Waffen in Frage.

Lage und Anordnung der Schädelverletzungen insgesamt deuten auf einen Zweikampf hin. Das Opfer muss sich dabei höchstwahrscheinlich in einer aufrechten Position befunden haben, sein Gegner war Rechtshänder und stand ihm gegenüber. Da die Verletzungen nach hinten unten absteigend angeordnet sind, könnte das Opfer den Kopf in einer Schutzhaltung nach vorn gebeugt haben, oder der Gegner befand sich in einer erhöhten Position, zum Beispiel auf einem Pferd sitzend. Nach historischen Angaben haben zu Beginn des zehnten Jahrhunderts nach Christus mehrfach ungarische Reiterheere die Region um Rohr in Thüringen überfallen – die Theorie vom Angreifer auf dem Pferd ist also gar nicht so weit hergeholt.

Abwehrverletzungen an den Armknochen findet der Rechtsmediziner nicht. Dies spricht dafür, dass das Opfer durch bestimmte Kleidungsstücke, eine Art Rüstung, geschützt war. Einen Helm trug es jedenfalls nicht.

Sehr wahrscheinlich ist der Tod des Verletzten relativ rasch eingetreten: Insbesondere die quer verlaufende Kerbe an der rechten Kopfseite mit der 15 Zentimeter langen Bruchlinie dürfte zur Verletzung einer größeren Vene und damit zu massivem und raschem Blutverlust geführt haben.

Damit ist der Fall geklärt: Der Tote von Rohr ist über 1.000 Jahre alt und wurde brutal ermordet. Die Kripo jedoch muss in diesem Mordfall nicht mehr ermitteln.

An diesem Fall zeigt sich die Vielfalt rechtsmedizinischer Arbeit. Im Gegensatz zu dem, was Laien oft annehmen, befasst sich ein Rechtsmediziner nicht nur mit Leichen – er ist also kein Pathologe – sondern mit allen medizinischen Aspekten, die in der Rechtspflege eine Rolle spielen. Das können Untersuchungen Lebender sein, zum Beispiel die Beurteilung von Verletzungen nach häuslicher Gewalt, die Erstellung von Gutachten, oder wie in diesem Fall, die Untersuchung jahrhundertealter Knochen. Aber auch wissenschaftliche Arbeit, wie die Erforschung naturwissenschaftlicher Phänomene im Dienste der Rechtsmedizin gehören dazu.

»Ich bin das Schwein«
Kevin – Ein Kleinkind im
Kühlschrank (Hamburg)

Ein Staatsanwalt schreibt einen Bericht

Ende Oktober 2006 verfasst der Justizstaatsrat Ulrich Mäurer aus Bremen einen Bericht. Jens Böhrnsen, Präsident des Senats und Bürgermeister der Freien Hansestadt Bremen, hat ihn darum gebeten. Ulrich Mäurer soll einen Fall dokumentieren, der weit über die Grenzen Bremens hinaus für Aufsehen gesorgt hat und Konsequenzen für viele Menschen hatte und noch haben wird: Karin Röpke, bis zum 11. Oktober 2006 Senatorin für Arbeit, Frauen, Gesundheit, Jugend und Soziales in Bremen, ist zurückgetreten. Die Staatsanwaltschaft ermittelt gegen Mitarbeiter des Amtes für Soziale Dienste wegen des Verdachts der Verletzung der Fürsorgepflicht. Die Bremische Bürgerschaft hat einen Untersuchungsausschuss eingesetzt. Das Amtsgericht Bremen hat Haftbefehl gegen einen Mann wegen dringenden Verdachts der Misshandlung Schutzbefohlener und Totschlags erlassen.

Im Vorwort seiner Dokumentation schreibt Ulrich Mäurer: »Dieser Bericht muss notwendigerweise unvollständig bleiben. Warum der Einzelne so und nicht anders gehandelt hat, ist allein durch die Auswertung von Akten nicht zu klären. Hinzu kommt, dass diese Fragen auch Gegenstand der staatsanwaltschaftlichen Vernehmungen sind. (...) Er endet mit der

Frage, wie Kinder besser geschützt werden können. Wenn der Bericht hierzu einen Beitrag leistet, hat er bereits seine Funktion erfüllt.«

Die »Dokumentation über die Abläufe und Zusammenhänge im Todesfall Kevin K.« ist auch heute noch im Netz zu finden *(Ulrich Mäurer, Dokumentation über die Abläufe und Zusammenhänge im Todesfall Kevin K., Bremen, 31. Oktober 2006).* Doch was ist geschehen?

Ein Kleinkind im Kühlschrank

Am Dienstag, dem 10. Oktober 2006, brechen Beamte eine Wohnung in Bremen auf. Sie haben einen »Herausgabebeschluss« des Amtsgerichts Bremen, Abteilung Familiengericht bei sich und wollen den kleinen Kevin, der zu diesem Zeitpunkt etwa zweieinhalb Jahre alt wäre, in Obhut nehmen.

Seit dem Tod seiner Mutter im November 2005 befindet sich das Kind zwar unter »Amtsvormundschaft«, das heißt unter der Aufsicht des Jugendamtes, »darf« aber beim Vater wohnen. Da der Vater sich Empfehlungen der Sozialarbeiter widersetzt hat und zudem wiederholt nicht zu Gerichtsterminen erschienen ist, hat das Familiengericht am 2. Oktober entschieden, dass der kleine Junge in die Obhut des Jugendamtes übergeben werden soll.

Kevins Vater ist drogenabhängig. Die »Kooperation« zwischen Vater und Jugendamt ist, so stellt es das Amt zu dem Zeitpunkt dar, zunehmend schlechter geworden, und so soll Kevin nunmehr in ein Heim gebracht werden.

Zu diesem Zweck machen sich Beamte des Jugendamtes gemeinsam mit der Polizei zur Wohnung von Kevins Vater auf. Als dieser nicht öffnet, brechen sie die Tür auf.

Bernd K. ist zu Hause. Warum er nicht geöffnet hat, will oder kann er nicht sagen. Er wirkt ruhig, fast teilnahmslos.

Die Wohnung wird durchsucht. Die Räume sind in einem relativ ordentlichen Zustand, es gibt ein Kinderzimmer mit einem Gitterbett und einer Wickelkommode. Spielzeug liegt herum. An der Garderobe hängt eine Jacke Kevins, auf dem Boden steht ein gepackter Kinderrucksack. Auf der Kommode im Kinderzimmer finden sich Feuchttücher in einer halboffenen Packung. Sie sind vertrocknet.

Im Schlafzimmer des Vaters entdecken die Beamten in einer Schublade Spritzen, wie sie Rauschgiftsüchtige verwenden. Von Kevin jedoch fehlt anscheinend jede Spur.

Auf der Suche nach dem Verbleib des Sohnes durchsuchen die Beamten Schränke und landen schließlich in der Küche. Im Kühlschrank machen sie eine grausige Entdeckung. Im unteren Bereich entdecken sie ein größeres Paket. Bis auf dieses ist der Kühlschrank leer. Der Temperaturregler steht auf »5«, eine Messung mit einem geeichten Thermometer ergibt eine Temperatur von null Grad. Im Kühlschrank und auch auf dem umgebenden Küchenboden finden sich unzählige Fruchtfliegen.

Das Paket selbst enthält eine Kinderleiche. Kevin.

Fortgeschrittene Fäulnis

Sofort nach dem Fund der winzigen Leiche wird der Staatsanwalt informiert, der eine gerichtsmedizinische Untersuchung anordnet. Die Obduktion findet noch am gleichen Tag im Institut für Rechts- und Verkehrsmedizin am Klinikum Bremen Mitte statt. Anwesend sind außer den beiden Rechtsmedizinern und einem Präparator auch der Staatsanwalt und Beamte der Spurensicherung. Zuerst wird das Paket untersucht. Die Ärzte finden drei Müllbeutel, sogenannte gelbe Säcke, die am oberen Ende jeweils zugeknotet sind. Darunter befindet sich eine Stoffdecke, die wiederum ein Frotteehandtuch umhüllt. Decke und Handtuch sind von Schimmel befallen. Unter dem Handtuch kommt der Leichnam des kleinen Jungen zum Vorschein. Das Kleinkind trägt ein rotes Sweatshirt und eine kurze rote Baumwollhose mit Micky-Maus-Motiv und liegt auf einer Plastikunterlage. Unter der Hose trägt es drei Einmalwindeln übereinander, die von Kot und Fäulnisflüssigkeit durchtränkt sind. Nachdem der kleine Körper vollständig entkleidet ist, wird er zuerst geröntgt. Zugleich sichern die Kripobeamten Spuren an allen Schichten der Müllbeutel, an der Decke und dem Handtuch und an der Kleidung.

Das tote Kind wiegt gerade mal 7,2 Kilogramm und ist 83 Zentimeter groß. Für Jungen im Alter von zwei bis zweieinhalb Jahren wird eine Durchschnittsgröße von 88 bis 93 Zentimetern angegeben (± vier Zentimeter), das entspricht einem zugehörigen Gewicht von 12,8 Kilogramm, das sogenannte Referenzgewicht im Normalbereich beträgt 10,2 bis 15,4 Kilogramm.

Die Rechtsmediziner finden bei der äußerlichen Untersuchung des Körpers Anzeichen dafür, dass das Kleinkind schon länger in dem Kühlschrank gelegen haben muss:

» Ablösung der oberen Hautschichten, Vertrocknung einzelner Hautareale,
» eingetrocknete und in die Höhlen zurückgesunkene Augäpfel,
» bogenförmige Vertrocknungslinien am Unterkiefer und symmetrisch passend dazu im oberen Brustbereich, mit einer Aussparung an der Halsvorderseite, diese Vertrocknungslinien deuten darauf hin, dass der Kopf längere Zeit stark nach vorn gebeugt gewesen sein muss,
» Vertrocknung der Finger der linken Hand,
» waschhautartige Ablösung der Oberhaut an verschiedenen Stellen. »Waschhaut« nennt man die aufgeweichte, gewellte Haut, die bei längerer Wassereinwirkung, bei Lebenden zum Beispiel bei langem Baden, entsteht.

Äußerlich sind keine Anzeichen erkennbar, woran Kevin gestorben sein könnte. Es gibt keine punktförmigen Blutungen in den Augenbindehäuten und keine Verletzungen am Hals die auf ein Würgen hindeuten, auch der Rückenbereich ist äußerlich unverletzt. Die rötlichen »Imbibitionen« an manchen Stellen des Körpers können durch Fäulnis- und Zersetzungsprozesse entstanden sein. Imbibitionen sind mit Flüssigkeit durchtränkte Bereiche des Gewebes.

Die Rechtsmediziner führen nun die »innere Besichtigung« durch. Sie finden folgende pathologische (krankhafte) Befunde:

» Querbruch der rechten Speiche und der Elle – das sind
  die beiden Knochen des Unterarms – ein bis zwei
  Zentimeter oberhalb des Handgelenkes, hier ist auch die
  Muskulatur schwärzlich-rötlich verfärbt,
» Querbruch der Speiche im linken Unterarm, einen Zentimeter oberhalb des Handgelenkes,
» Querbruch des linken Oberschenkelknochens knapp
  oberhalb des Kniegelenks,
» Querbruch des rechten Schienbeins sechs Zentimeter
  oberhalb der Fußsohle mit Einblutungen in das Unterhautfettgewebe und in die oberen Muskelschichten.

Am Schädel, insbesondere an den Knochen, lassen sich keine
krankhaften Veränderungen feststellen, auch die Brust- und
Bauchhöhle zeigen keine auffälligen Abweichungen. Das Gleiche gilt für die Hals- und Brustorgane. Was allerdings auffällt,
ist, dass die Fettschicht um Organe wie Herz und Nieren, soge-
nanntes Baufett, sehr spärlich ausgebildet ist.
Zusammenfassend schreiben die Rechtsmediziner in ihrem
Gutachten: »Die Todesursache konnte durch die Sektion nicht
mit der notwendigen Sicherheit festgestellt werden. Die Beur-
teilbarkeit einzelner Befunde war durch die fortgeschrittene
Fäulnis stark eingeschränkt.« Es werden Gewebeproben der
inneren Organe konserviert, um sie später histologisch (fein-
geweblich) zu untersuchen. Zudem entnehmen die Ärzte Körperflüssigkeiten und Haare, um diese chemisch-toxikologisch,
also auf Gifte, zu testen. Auch das Hirngewebe wird asserviert,
das heißt, zu den Beweismitteln genommen und in eine Kor-
servierungsflüssigkeit eingelegt.

»Eltern«

Sandra K., Kevins Mutter, hat zwei ältere Schwestern und
einen jüngeren Halbbruder. Als sie sechs Jahre alt ist, nimmt
sich ihr Vater das Leben. Bereits mit zwölf Jahren beginnt
Sandra K. zu trinken, wenig später macht sie erste Erfahrungen mit Haschisch. Ein Jahr darauf verlässt sie das Haus der

Mutter, mit 14 spritzt sie sich das erste Mal Heroin, kurze Zeit darauf braucht sie die Droge täglich.

Drogen sind teuer. Sandra braucht Geld, viel Geld. Sie beginnt mit kleineren Diebstählen, die zu Raubtaten werden, wird schließlich verurteilt und verbringt insgesamt sieben Jahre in verschiedenen Haftanstalten.

Sandra K. versucht es mit Therapien zur Drogenentwöhnung. Mehrere Anläufe scheitern. Irgendwann infiziert sie sich mit AIDS.

Und irgendwann lernt sie auch Bernd K. kennen, lebt ab Oktober 2003 mit ihm zusammen, wird irgendwann im Sommer 2004 schwanger. Alle glauben, dass der Mann, mit dem Sandra K. zusammenlebt, Kevins Vater ist, obwohl er nicht in der Geburtsurkunde auftaucht. Er selbst geht davon aus, dass er Kevins Vater ist und stellt dies auch Außenstehenden gegenüber so dar. Am 23. Januar 2004 kommt der Kleine zur Welt.

Eine später, im Rahmen des Ermittlungsverfahrens durchgeführte DNA-Analyse zeigt, dass Bernd K. nicht der Vater des Kindes sein kann. Wer der wahre biologische Erzeuger von Kevin ist, bleibt im Dunklen.

Sandra K. nimmt jetzt Methadon, das ist ein Ersatzstoff für Heroin, das der Arzt verschreibt und verabreicht. Damit soll die sogenannte Beschaffungskriminalität verhindert werden, weil der Betroffene, um an seine Droge zu kommen, keine Straftaten begehen muss. Dennoch ist Methadon ebenfalls ein suchterzeugender Stoff.

Am 21. September 2004 steht Sandra K. erneut vor Gericht. Das Amtsgericht Bremen verurteilt sie wegen Diebstahls zu einer Freiheitsstrafe von drei Monaten, deren Vollstreckung zur Bewährung ausgesetzt wird. Im Frühjahr 2005 ist Sandra erneut schwanger, erleidet jedoch Ende Mai eine Fehlgeburt. Am 12. November 2005 stirbt Kevins Mutter. Da ist der Kleine noch nicht einmal zwei Jahre alt.

Der Mann, mit dem Sandra K. zusammengelebt hat, Kevins vermeintlicher Vater, ist genauso ein Problemfall wie Kevins Mutter. Bernd K. wächst in schwierigen Verhältnissen auf. Sein Werdegang ähnelt dem von Sandra K. auf verblüffende Weise.

Sein Vater ist Alkoholiker und nimmt sich das Leben, als Bernd 13 ist. Irgendwann in dieser Zeit beginnt der Junge zu trinken und kurz darauf probiert er die ersten Drogen. Er macht den Hauptschulabschluss und beginnt eine Dachdeckerlehre, die er erfolgreich abschließt. In seinem erlernten Beruf arbeitet Bernd K. jedoch nie. Er hält es nirgends lange aus, keine Arbeit ist ihm recht, er verrichtet verschiedene Aushilfstätigkeiten. Irgendwann kommt es immer zu Problemen wegen seiner Alkohol- und Drogensucht. Und genau wie Sandra K. begeht auch Bernd Straftaten. Schon mit 14 Jahren wird er das erste Mal zu einer Jugendstrafe verurteilt. Bernd K. kommt ins Gefängnis, die Haft ändert jedoch nichts. Mal bekommt er Geldstrafen für seine Delikte aufgebrummt, dann wieder muss er erneut ins Gefängnis.

Nach Kevins Tod weist Bernd K.s Datei im Bundeszentralregister 22 Einträge auf, darunter Körperverletzung, Diebstahl, Einbrüche und Vergehen gegen das Betäubungsmittelgesetz. Bernd K. hat in seinem Leben mehr als 13 Jahre im Gefängnis verbracht.

Auch Therapiemaßnahmen nützen nichts. Insgesamt nimmt Bernd K. an fünf Therapien teil, verbringt zusammen mehr als zwei Jahre (33 Monate) in verschiedenen Therapieeinrichtungen – ohne Erfolg.

Und auch Bernd K. nimmt am Methadon-Programm teil. Er wird von einem Arzt aus Bremen betreut.

Verheiratet sind Sandra und Bernd nicht. Als Sandra K. stirbt, stellt sich die Frage, wer sich nun um ihren zweijährigen Sohn kümmert. Eine Anerkennung der Vaterschaft durch Bernd K. ist nie erfolgt.

Was geschieht eigentlich mit »unmündigen« Kindern, wenn die Eltern plötzlich sterben?

In Deutschland entscheidet in einem solchen Fall das Vormundschaftsgericht. Seine Aufgabe ist es, einen geeigneten Vormund für das Kind oder die Kinder zu bestimmen. Dabei soll »zum Wohl des Kindes« entschieden werden. Haben die Eltern im Vorfeld eine »Sorgerechtsverfügung in Testamentsform« hinterlegt, wird diese vom zuständigen Vormundschaftsrichter zu Rate gezogen.

Schwieriger ist die Entscheidung, wenn keine solche Sorgerechtsverfügung vorliegt. In diesem Fall sucht das Gericht mit Hilfe des Jugendamtes einen Vormund, im besten Fall aus der Familie oder unter den Freunden der Eltern. Fehlen Verwandte oder Freunde oder sind diese nicht bereit, sich um das Kind zu kümmern, bleibt schließlich nur noch das Jugendamt. Wird das Jugendamt zum Vormund eines Kindes bestimmt, so ist es rechtlich für dieses verantwortlich, muss es aber weder bei sich aufnehmen, noch für seinen Unterhalt aufkommen.

Kevins Fall ist ein solcher. Die Mutter ist gestorben, in der Geburtsurkunde steht kein Vater. Damit ist Bernd K. nach bürgerlichem Recht nicht als Vater des Kindes anzusehen. Das Jugendamt als »Amtsvormund« könnte sich jetzt um die Feststellung der Vaterschaft kümmern – tut dies aber nicht. Es ist für Kevin verantwortlich und entscheidet, dass der kleine Kevin nach dem Tod seiner Mutter bei dem drogenabhängigen Bernd K., der schon mehrfach Haftstrafen abgesessen hat, bleibt.

Kevin – ein kurzes Leben voller Qualen

Kevin hat es von Anfang an schwer. Er wird als nichteheliches Kind am 23. Januar 2004 in Bremen geboren. Seine Mutter, Sandra K., ist zu dem Zeitpunkt bereits 35 Jahre alt.

Eine Familienhebamme des Gesundheitsamtes Bremen, die während der Schwangerschaft mit der Betreuung von Sandra K. beauftragt wurde, versucht ihr Bestes. Sie verabredet einen Hausbesuch für den 18. Dezember, den die Mutter einen Tag vorher absagt. Am 23. Dezember klappt es dann: Sandra K. und Bernd K. sind daheim und sprechen mit der Hebamme. Anfang Januar begleitet diese dann das Paar zur Geburtsplanung ins Klinikum Bremen Mitte. Einen Tag später lässt Sandra K. mitteilen, dass sie diese Geburtsklinik ablehne – man hat ihr dort Behandlungsvorschläge gemacht, die mit ihrer HIV-Infektion in Zusammenhang stehen – und dass sie lieber im Krankenhaus Bremen-Nord entbinden wolle.

Die Zusammenarbeit der Eltern und der Hebamme gestaltet sich schwierig. Die Mutter lehnt die Hebamme ab und geht nur widerwillig auf deren Vorschläge ein. Eine regelmäßige Vorstellung des Babys nach der Geburt bei einem Kinderarzt lehnen Bernd und Sandra ebenfalls ab.

Der kleine Kevin wird durch einen Kaiserschnitt in der 36. Schwangerschaftswoche und damit mindestens vier Wochen vor dem eigentlichen Termin entbunden. Kevin ist ein kleines, zartes Baby – er wiegt 2.230 Gramm und ist 49 Zentimeter groß. Seine Mutter hat zum Zeitpunkt der Geburt verschiedene Erkrankungen: chronische Hepatitis B und Hepatitis C sowie eine HIV-Infektion (AIDS). Hepatitis B und C sind Infektionskrankheiten der Leber, die durch Viren verursacht werden. Anstecken kann man sich durch Blut oder andere Körperflüssigkeiten eines Infizierten, zum Beispiel durch verunreinigte Spritzenbestecke. Die Ärzte im Krankenhaus gehen davon aus, dass Sandra K. auch während der Schwangerschaft Drogen genommen hat.

Das Neugeborene ist insgesamt in einem »bedenklichen Zustand«. Kevin muss künstlich beatmet werden. Zudem leidet er unter »Entzugserscheinungen«.

Im Krankenhaus finden regelmäßige »Fallbesprechungen« mit den Eltern statt. Des Öfteren taucht Bernd K. zu diesen betrunken auf. Sandra K., so dokumentiert es die Klinik, versorgt ihr Kind nur lückenhaft. Beide Eltern werden durch eine Mitarbeiterin vom *Ergänzenden Methadonprogramm* betreut, das ist ein Angebot des Drogenhilfesystems in Bremen, das sich vor allem an langjährig Drogenabhängige und an Frauen richtet, die noch keinen niedergelassenen Arzt gefunden haben. Durch diese Mitarbeiterin lassen Bernd K. und Sandra K. bei einer Fallbesprechung am 19. Februar der Klinik mitteilen, dass sie keine weitere Betreuung durch die Familienhebamme wünschen. Sie fühlen sich zu stark »kontrolliert«, unter anderem, da die Hebamme mehrfach die »Gewalttätigkeit innerhalb der Familie« angesprochen hat. Damit endet der Einsatz der Familienhebamme. Zu weiteren Konferenzen wird sie nicht mehr eingeladen. Sie begegnet allerdings den Eltern und dem Baby noch mehrfach und alle Begegnungen deuten auf Schlimmes hin. Auch der Arzt, der Bernd K. im Methadonprogramm versorgt, und Bernds Rechtsanwalt spielen eine unrühmliche Rolle. Jede kritische Betrachtung der elterlichen Kompetenzen in den folgenden zwei Jahren durch Außenstehende, Behörden, Krankenhäuser oder Kinderpflegeeinrichtungen wird von ihnen abgeschmettert.

Kevin wird am 9. März 2004 aus der Klinik entlassen, Bernd K. hat inzwischen auf der Station Hausverbot wegen »Auseinandersetzungen« erhalten. Gleich im Anschluss an die Entlassung fahren Mutter und Baby zu einer Entgiftungskur in eine Klinik nach Heiligenhafen, von der sie Mitte April nach Hause zurückkehren. Kevins »Vater« kommt später nach, er befindet sich seit einigen Tagen wegen einer Erkrankung der Bauchspeicheldrüse in stationärer Behandlung.

Am 10. April bricht die Familie den Aufenthalt in der Heiligenhafener Klinik vorzeitig ab und kehrt nach Bremen zurück. Hinweise auf Resultate der Entgiftungskur gibt es nicht. Bernd K. jedoch hat in dieser Zeit in Heiligenhafen eine »gefährliche Körperverletzung« begangen, derentwegen er laut Strafregisterauszug am 25. Juli 2005 vom Amtsgericht Oldenburg zu einer Geldstrafe von 90 Tagessätzen verurteilt wird.

Die Familienhebamme, die Sandra K. während der Schwangerschaft und einige Wochen nach der Geburt im Krankenhaus betreut hat, sieht am 8. Juli 2005, wie sie später vor Gericht aussagt, das Elternpaar mit dem Baby im Ostertor-Viertel in Bremen wieder. Beide Eltern schwanken, wirken alkoholisiert. Sie beobachtet, wie Bernd K. und Sandra K. auf einer Mauer vor dem Gesundheitsamt sitzen und versuchen, Kevin mit Brei aus einem Gläschen zu füttern. Das gelingt den Eltern jedoch nicht, weil sie den Löffel nicht halten können – anscheinend sind beide stark betrunken und/oder haben Drogen genommen. Die Hebamme informiert den Sachbearbeiter vom Jugendamt.

Am 3. August gegen 22 Uhr verständigen Zeugen die Polizei. In ihrer Straße misshandele eine Frau, die offenbar unter Drogen stehe, ihren Säugling. Sie schleudere das Baby in die Luft, fange es wieder auf und schlage es ins Gesicht.

Ein Polizeieinsatz wegen »Gefährdung/Vernachlässigung/Misshandlung eines Kindes« findet statt. Gegenüber den Beamten bestreitet die Mutter – es ist Sandra K. – das Geschehen. Kevin wird inspiziert, die Polizei kann keine Verletzungen oder Blutergüsse im Gesicht feststellen. Sie nehmen eine Atemalkoholprobe von Sandra K., die einen Wert von 0,93 Promille ergibt, und melden den Vorfall ans Jugendamt. Der schriftliche Bericht schließt damit, dass die Mutter »bereits öfters wegen BtM-Konsums auffällig geworden« sei. Die Beaten fügen noch hinzu: »Es erscheint zweifelhaft, ob die Frau K. in der Lage ist, bei ihrem Kind eine sozialadäquate Erziehung zu gewährleisten, wenn sie Abends gegen 22 Uhr mit ihrem Säugling betrunken durch die Strassen spaziert.« Mit »BtM« sind Betäubungsmittel, also Drogen gemeint. Der zuständige Sachbearbeiter des Jugendamt verfasst ein Schreiben an den Arzt, der Sandra K. das Methadon verabreicht und schreibt einen Brief an die Mutter.

Kevins Eltern erscheinen daraufhin am 17. August 2004 im Sozialzentrum Gröpelingen und nehmen zu dem Vorfall Stellung. Sie erklären, dass es ihnen gut gehe und dass sie »keinerlei Hilfe« benötigten.

Sandra K. besucht zu den Vorsorgeuntersuchungen mit Kevin einen Kinderarzt in Bremen, wechselt dann zu einem anderen Kinderarzt, weil es beim ersten »Schwierigkeiten mit dem Vater« gegeben habe.

Im September 2004 stellt sie Kevin erneut in der Praxis vor. Sie ist besorgt, weil der Kleine andauernd weint. Der Kinderarzt stellt Verletzungen fest, die sich nur mit gewalttätigen Handlungen erklären lassen – die Unterschenkel des kleinen Kevin weisen mehrfache Brüche auf. Kevins »Vater« Bernd K. erklärt dies damit, dass sich das Kind mehrfach in den Gitterstäben des Bettes verfangen habe. Eine Einweisung ins Krankenhaus hält er nicht für nötig. Der Kinderarzt jedoch überweist Kevin noch am gleichen Tag ins Klinikum Bremen Mitte.

Kevin – das Baby ist zu diesem Zeitpunkt acht Monate alt – muss drei Wochen stationär behandelt werden. Die Klinikärzte diagnostizieren verschiedene, auch ältere Knochenbrüche an Schädel und Rippen, eine Störung des Kalziumstoffwechsels mit zu viel Kalzium-Ionen im Blut und Kalziumablagerungen in den Nieren.

Die Diagnosen bei der Einlieferung ins Krankenhaus lauten: multiple traumatische Frakturen, das sind mehrfache Knochenbrüche verursacht durch Gewalteinwirkung, darunter

» eine »ungefähr drei Wochen alte beidseitig distale Unterschenkelfraktur«, damit ist der Bruch der beiden Unterschenkelknochen Schienbein und Wadenbein gemeint,
» »Rippenfrakturen der neunten und zehnten Rippe älteren Datums«,
» eine »komplette distale Unterarmfraktur älteren Datums«, hiermit sind Brüche der beiden Unterarmknochen Elle und Speiche dicht über dem Handgelenk gemeint,
» »Kalottenfraktur mit mehreren Frakturen occipital und links parietal sowie parieto-occipital«. Als »Kalotte« bezeichnet man in der Medizin das Schädeldach, also die knöcherne Umhüllung des Gehirns; occipitale Frakturen sind Brüche im Hinterhauptsbereich und links parietal betrifft die linke Scheitelregion. Kevins Schädel weist also an mehreren Stellen Knochenbrüche auf.

Die Ärzte des Klinikums Bremen Mitte kommen zu dem Schluss, dass »insbesondere die Frakturen am Schädelknochen und im Bereich der Rippen« medizinisch betrachtet als »traumatisch anzusehen« sind, das bedeutet, die Ursache der zahlreichen Knochenbrüche ist ganz eindeutig Gewalt.

Zudem weist der kleine Kevin Entwicklungsdefizite auf: er befindet sich geistig und von den motorischen Fähigkeiten her etwa auf der Stufe eines Babys von drei bis vier Monaten. Außerdem beschreibt der Bericht eine »deutliche occipitale Liegeglatze«, das bedeutet, dass die Haare am Hinterkopf dünn oder gar nicht vorhanden sind, was durch sehr langes Liegen auf dem Rücken – der Kopf des Kleinkindes liegt dabei immer auf der gleichen Stelle – verursacht wird.

In ihrem Entlassungsbrief äußern die Klinikärzte erneut den dringenden Verdacht der Kindesmisshandlung. Die Ärzte geben auch Empfehlungen für das weitere Vorgehen, so schlagen sie vor, eine Familienhebamme einzusetzen und eine Familienberatung einzuleiten, die die Eltern zu Hause besucht.

Am 14. Oktober 2004 wird Kevin aus dem Krankenhaus entlassen. Er hat hier gute Fortschritte gemacht, hat zugenommen und wirkt lebhafter und aufgeschlossener als bei seiner Einweisung.

Eine Familienhebamme wird nicht gefunden, der Sachbearbeiter des Jugendamtes vermerkt »fehlende Kapazitäten« als Grund in der Akte. Auch eine »Aufsuchende Familienberatung« findet nicht statt. Bernd K. hat am 19. Oktober im Amt angerufen und mitgeteilt, er wolle davon »zunächst absehen«.

Kevins Kinderarzt sieht den Kleinen Anfang November zur nächsten Vorsorgeuntersuchung wieder. Hier macht das Kind einen »aufgeweckten« und »munteren« Eindruck. Einen Kontrolltermin Ende November nehmen die Eltern nicht wahr.

Am 23. November alarmieren Nachbarn von Sandra K. die Polizei. Die Frau liegt im Hausflur – scheint hingefallen und eingeschlafen zu sein, Kevin liegt neben ihr auf dem Boden, weint laut und weist Flecken und frische Verletzungen an Stirn und Wange auf. Es hat den Anschein, als habe die Mutter im Drogen- und Alkoholrausch das Kleinkind einfach fallenlassen.

Kevin wird von den Polizeibeamten mitgenommen und in das *Hermann Hildebrand Haus,* eine private Einrichtung zur Aufnahme von Kindern in Not- und Krisensituationen, gebracht. Bei seiner Einlieferung ist er schmutzig und trägt zu dünne Kleidung. Ein Ermittlungsverfahren gegen die Mutter wegen Verletzung der Fürsorgepflicht und fahrlässiger Körperverletzung wird eingeleitet.

Sandra und Bernd wenden sich sofort nach dem Vorfall an den Arzt, bei dem sie in der Methadonbehandlung sind. Sie wollen »ihr Kind zurück«. Zwei Tage später erscheinen sie früh morgens in Begleitung dieses Arztes im *Hermann Hildebrand Haus.* Kevins Mutter weint und »bereut« ihr Verhalten. Der Vater verurteilt das Fehlverhalten der Mutter »natürlich ebenfalls«. Der Arzt begleitet Bernd K. auch zum Jugendamt, wo er dem »Vater« bescheinigt, dass dieser sich um Kevin verantwortungsvoll kümmern könne.

Die Mitarbeiter des Kinderheims beraten sich. Letztendlich entschließen sie sich, eine Maßnahme eines freien Trägers einzuleiten, die »FiM-Einsatz« genannt wird, die Abkürzung steht für »Familie im Mittelpunkt«. Dabei betreuen Mitarbeiter der *Hans-Wendt-Stiftung* die Familie zu Hause. Die Eltern sind einverstanden, der sechswöchige Einsatz wird vereinbart, am 29. November 2004 kommt Kevin wieder nach Hause. Sandra K. und Bernd K. zeigen sich »kooperativ«.

Anfang Januar 2005 endet die Maßnahme. Die Mitarbeiter der *Hans-Wendt-Stiftung* schreiben einen Abschlussbericht, in dem sie den Eltern Interesse und Kooperation bescheinigen. Sandra K. und Bernd K. hätten »umfassende Kenntnisse und ein hohes Bewusstsein, welche Bedürfnisse bei einem Säugling befriedigt sein müssen«. Kevin hat, so stellen sie es fest, Fortschritte gemacht, er ist bewegungsfreudiger und beginnt, erste Worte zu sprechen.

Am 4. Februar 2005 meldet sich Kevins Kinderarzt beim Jugendamt. Kevin habe innerhalb von zwei Wochen massiv abgenommen; er schreibt wörtlich, das Kind sei nur »Haut und Knochen« und außerdem »extrem blutarm«. Blutarmut, also die Verminderung des roten Blutfarbstoffs und der roten Blutkörperchen, kann durch unzureichende Ernährung verursacht werden. Der Kinderarzt sieht das Wohl des kleinen Kevin gefährdet. Einen von ihm festgelegten Kontrolltermin nehmen die Eltern nicht wahr, sie erscheinen erst am 16. Februar wieder in der Praxis. Es stellt sich heraus, dass Sandra K. im Krankenhaus war und sich Bernd K. in dieser Zeit um Kevin »gekümmert« hat. Nach der Rückkehr der Mutter hat Kevin den Gewichtsverlust wieder aufgeholt und der Kinderarzt ist fürs Erste beruhigt. Er sieht Kevin das letzte Mal im November 2005. Da hat der Kleine eine Entzündung im Windelbereich und eine Augenentzündung.

Im März 2005 stellt die Staatsanwaltschaft das Ermittlungsverfahren von November 2004 gegen Sandra K. wegen Verletzung der Fürsorgepflicht und fahrlässiger Körperverletzung ein, da der befragte Sachbearbeiter des Jugendamtes die Situation in der Familie positiv geschildert hat.

Am 21. April 2005 wird Kevin in der Tagesklinik der Kinderklinik Bremen-Mitte untersucht. Die linke Hand wird geröntgt – der Bruch ist verheilt. Auch die zu hohen Kalziumwerte im Blut haben sich normalisiert. Der anwesende Vater wird erneut aggressiv. Aus Angst vor Tätlichkeiten und zur

Deeskalation der Lage, verzichtet das Krankenhauspersonal auf weitere geplante Untersuchungen. Auch Sandra K. ist dabei. Sie wirkt »intoxiert und abwesend«.

Kevins Mutter ist inzwischen erneut schwanger. Ende Mai 2005 erleidet sie eine Totgeburt. Im Juni begibt sie sich freiwillig in die *Klinik Dr. Heines,* ein Fachkrankenhaus für Psychiatrie, Psychotherapie und Psychosomatik in Bremen. Mitte Juni muss Kevins Vater erneut vor Gericht. Er ist wegen »räuberischen Diebstahls in Tateinheit mit vorsätzlicher Körperverletzung sowie wegen Diebstahls in drei Fällen« angeklagt und wird zu einer Gesamtfreiheitsstrafe von einem Jahr und sechs Monaten auf Bewährung verurteilt. Kevin hat er in der Verhandlung dabei.

Einen Tag später erscheint Bernd K. bei seinem Sachbearbeiter im Jugendamt. Er erklärt, so steht es später in den Akten, »zur Versorgung seines Sohnes benötige er keine Hilfe«.

Am 18. Juni 2005 ruft Bernd K. bei der Polizei an. Kevins Mutter raste aus und er wisse sich nicht mehr zu helfen. Die Beamten fahren zur Wohnung von Sandra K. und Bernd K. Sie finden die Mutter stark betrunken auf der Straße vor, diese streitet die Vorfälle ab, eine Mitbewohnerin des Hauses jedoch hat »erhebliche Familienstreitigkeiten« gehört und so begibt sich die Polizei in die Wohnung. Sie finden Bernd K. dort. Der Mann ist wütend, weil sich Sandra nicht um den Sohn kümmert. Die Räume wirken verwahrlost. Auch Bernd K. ist, genau wie Sandra, angetrunken. Er wirft Kevins Mutter im Beisein der Polizisten vor, dass sie eine Schlampe sei, die fremdgehe und das Kind einfach zu Hause zurücklasse, um Alkohol zu besorgen. Er gibt zu, Sandra geschlagen zu haben. Im Bericht heißt es: »Es ist auf jeden Fall sehr offensichtlich, dass sich die Gesamtsituation in diesem Haushalt, wenn man das noch so nennen kann, sehr zum Nachteil des kleinen Kindes auswirkt. Weiterhin ist davon auszugehen, dass von den Verantwortlichen für den kleinen Jungen (...) mindestens immer einer alkoholisiert sein wird und es deswegen auch stets zu Auseinandersetzungen kommen könnte. Die normale und natürliche Versorgung des Kindes wird dadurch sehr vernachlässigt und geht sogar gänzlich verloren. Zu dem kleinen Kevin sei noch gesagt, dass er von unten bis oben komplett verdreckt (Bekleidung stark mit Essen verschmiert, durchnässte Windel) war und auch dringend mehr Pflege und Hygiene benötigt, als es zur Zeit in diesen Verhältnissen gewährleistet werden kann.« *(Ulrich Mäurer, Ebd.).*

Die Polizei nimmt Kevins Mutter mit, um eine Eskalation zu vermeiden. Gegen Abend suchen sie den Vater noch einmal auf. Er hat sich beruhigt, gibt an, Kevin gefüttert zu haben und berichtet von den Drogenproblemen der Mutter.

Eine »Mitteilung über eine im Rahmen des Polizeidienstes bekannt gewordene erhebliche soziale Notlage (...) wegen Gefährdung/Vernachlässigung/Misshandlung eines Kindes« übermittelt die Polizei noch am Abend an das zuständige Sozialzentrum (Jugendamt).

Zwei Mitarbeiterinnen erscheinen am nächsten Tag bei der Familie und stellen fest, dass die Mutter einen »zugedröhnten« Eindruck macht, der Vater anscheinend nicht. Angeblich warte die Familie auf einen erneuten Platz in der Entgiftungsklinik in Heiligenhafen, in der sie nach Kevins Geburt schon gewesen ist. Sie sehen auch den kleinen Kevin, hören von den Eltern, dass das Kind »einen Blumentopf an die Wange« bekommen habe und finden »minimale Spuren« davon im Gesicht des Kleinen. Der Kinderarzt ist laut Aussagen der Mutter im Urlaub. Die Mitarbeiterinnen fertigen einen Bericht an und schließen mit: »Das Kind musste von uns heute nicht in Obhut genommen werden.«

Von Ende Juli bis Ende August ist die Familie in der Entzugsklinik in Heiligenhafen. Danach teilt Kevins Vater dem Jugendamt mit, die Familie wolle in nächster Zeit nach Hildesheim umziehen.

Die Mutter stirbt

Am 12. November 2005 ruft Bernd K. einen Rettungswagen. Sandra K. liege bewusstlos im Bett. Sanitäter erscheinen, wollen sich um die Frau kümmern, müssen jedoch die Wohnung gleich wieder verlassen, weil sie von Kevins Vater bedroht werden. Sie alarmieren die Polizei und betreten dann gemeinsam mit den Beamten die Wohnung erneut. Bernd. K. ist weiterhin aggressiv und muss von den Polizeibeamten gebändigt werden. Man versucht, Sandra K. wiederzubeleben, aber alle Bemühungen sind vergebens. Kevins Mutter ist tot.

Bernd K. wird »zwangseingewiesen«, das heißt, in die psychiatrische Abteilung des Klinikums Bremen-Ost gebracht. Kevin nehmen die Polizisten mitsamt »ausreichend Bekleidung, Kuscheltiere und Windeln« zuerst mit auf die Wache, später wird er in das *Hermann Hildebrand Haus* gebracht, in dem er schon ein Jahr vorher ein paar Tage gewesen ist.

Da die Notärztin ein Fremdverschulden am Tod der Mutter nicht ausschließen kann, kommt Sandra K.s Leiche zur Untersuchung in die Rechtsmedizin. Die Obduktion ergibt als Todesursache ein »inneres Verbluten aufgrund einer Ruptur der pathologisch erheblich vergrößerten Milz«. Das heißt, die krankhaft vergrößerte Milz von Sandra K. ist gerissen. Da die Milz unter anderem als Blutspeicher dient, werden bei einer Verletzung größere Mengen Blut nach innen, in den Bauchraum abgegeben. Sandra K. ist verblutet. Als Ursache für den Milzriss vermuten die Rechtsmediziner ein »stumpfes Trauma«, also Gewalteinwirkung von außen, zum Beispiel mit einem stumpfen Gegenstand oder durch Faustschläge.

Da die Hausbewohner einen heftigen Streit gehört haben und auch aufgrund der Aggressivität von Bernd K. gegenüber Sanitätern und Polizei leitet die Staatsanwaltschaft Bremen ein Ermittlungsverfahren wegen Körperverletzung mit Todesfolge gegen Bernd K. ein.

Bei der polizeilichen Vernehmung erklärt Kevins Vater, dass Sandra bereits den ganzen Tag über getrunken habe. Da sie letztendlich nicht mehr zu vernünftigem Verhalten in der Lage gewesen sei, habe er sie zu ihrem Schutz an Händen und Füßen gefesselt und ihr Diazepam – ein Schlafmittel – eingeflößt. Als sie ihm gesagt habe, das ihr »komisch« sei, habe er den Krankenwagen gerufen. Geschlagen habe er Sandra K. an diesem 12. November nicht. Am Vortag jedoch, so gibt Bernd K. in der Vernehmung bekannt, habe er sie übers Knie gelegt und ihr »den Po versohlt«.

Da die Obduktion der Toten außer dem genannten Diazepam auch hohe Alkohol- und Methadonmengen im Körper ergab, kann der Staatsanwalt einen Unfall nicht ausschließen. Sandra K. könnte auch im betrunkenen Zustand gestürzt sein und sich so den Milzriss zugezogen haben.

In dubio pro reo – im Zweifelsfall für den Angeklagten – das gilt auch für Bernd K. Das Ermittlungsverfahren wird mangels »hinreichenden Tatverdachts« eingestellt.

Der Vater will »sein Kind zurück« – Kevins langsamer Tod

Schon einen Tag nach Sandra K.s Tod, am 13. November, besucht Bernd K. Kevin im *Hermann Hildebrand Haus*. Zu diesem Zweck hat er Ausgang aus dem Krankenhaus erhalten. Er spielt etwa anderthalb Stunden mit dem Jungen, so notiert es ein Mitarbeiter der Einrichtung; und gibt bekannt, mit Kevin zu seiner Mutter nach Grünenplan in der Nähe von Alfeld fahren zu wollen.

Am 17. November überträgt das Familiengericht am Amtsgericht Bremen die elterliche Sorge für Kevin auf einen Vormund. Dieser sogenannte Amtsvormund ist nun das Jugendamt Bremen. Eine Übertragung der elterlichen Sorge auf den vermeintlichen Vater lehnt das Gericht ab, da dieser aufgrund seines eingeschränkten Gesundheitszustandes nicht in der Lage sei, sich tatsächlich um seinen Sohn zu kümmern. Kevin bleibt vorerst im *Hermann Hildebrand Haus*.

Am 18. November 2005 vermerkt die Leitung in einem Bericht an den Sachbearbeiter des Jugendamtes: »Kevins Gesundheit« sei allgemein ausreichend. Es falle eine Retardierung auf, das ist eine Verzögerung der körperlichen und geistigen Reife. Die Gewichtsentwicklung seit November 2004 sei »bedenklich, nur ca. 500 g zugenommen!« Des Weiteren steht in dem Bericht:

»Ernährungszustand: Sehr schlank. Krankheiten: Gerstenkorn am linken Oberlid, Pilz am Hoden, der mit Pilzsalbe behandelt wurde. Grob- und Feinmotorik nicht altersgemäß. Das Kind weint lautlos, lächelt wenig und reagiert verzögert auf Ansprache. Kevin isst eher wenig. Er lautiert wenig und eher leise, kann Papa sagen. Im Spielverhalten ist er interessiert, aber ungeübt und hat kaum Erfahrung mit Spielmaterial. Er wirkt ängstlich und verunsichert. Er hat einen gleich bleibenden fast maskenartigen Gesichtsausdruck. Er schaut mit großen Augen alles und jeden an. Mit Hilfe des Erwachsenen probiert er vieles aus. Bei der liebevollen Begrüßung durch seinen Vater zeigt er keine Emotion, als der Vater geht, zeigt er keine Reaktion. Der Vater habe während der Besuchszeit erkennbar unter Einfluss von Drogen/Medikamenten gestanden.« *(Ulrich Mäurer, Ebd.)*.

Am 21. November wird Bernd K. aus dem Krankenhaus entlassen. Er meldet sich bei dem Sachbearbeiter des Jugendamtes und will sein Kind »schnellstmöglich« zurück. Sachbearbeiter und Amtsvormund sind dafür, Mitarbeiter des *Hermann Hildebrand Hauses* und Kevins Kinderarzt, der das Jugendamt an die Knochenbrüche vor einem Jahr erinnert, sind dagegen. Der Leiter des *Hermann Hildebrand Hauses* ist »entsetzt« und bezeichnet den Vater in einem Gespräch mit dem Sachbearbeiter des Jugendamtes als »erziehungsunfähig«.

Ob Bernd K. überhaupt ein Erziehungsrecht hat, ob er tatsächlich der biologische Vater des kleinen Kevin ist, wie alle annehmen, das prüft niemand.

Bernd K. will, wie erwähnt, mit seinem Sohn nach dessen Entlassung zu seiner Mutter nach Grünenplan reisen. Am 28. November 2005 holt er den Kleinen im *Hermann Hildebrand Haus* ab.

Seine Reisepläne scheint er jedoch ad acta gelegt zu haben. Am 9. Dezember spricht er bei seinem Sachbearbeiter vor und bittet um Geld für Winterkleidung und »Reisekosten«.

Erst in den Weihnachtstagen – genauer lässt sich dies im Nachhinein nicht herausfinden landet Bernd K. mit Kevin bei seiner Mutter. Es gibt Auseinandersetzungen in betrunkenem Zustand, schließlich tritt Bernd mit Kevin am 26. Dezember die Rückreise an. Dabei wird er in stark alkoholisiertem Zustand auf dem Bahnhof in Hannover aufgegriffen, er bedroht Ausländer mit einer Schreckschusswaffe. Kevin hat er bei sich. Das Jugendamt Hannover wird eingeschaltet, sieht jedoch keinen Grund, den Kleinen in Obhut zu nehmen, da er einen gepflegten Eindruck macht und sie eine »gute Vater-Sohn-Beziehung« annehmen.

Am 9. Januar 2006 ruft Bernd K. im Sozialzentrum Bremen an. Er sei drei Wochen mit seinem Sohn bei seinen Eltern gewesen und brauche nun Unterstützung.

Ende Januar äußert Bernd K. gegenüber seiner Bewährungshelferin, dass »etwas passieren« werde, wenn man ihm seinen Sohn wegnehmen werde, führt jedoch seine Drohungen nicht näher aus. Die Bewährungshelferin informiert einen Tag später das Jugendamt und weist auf das hohe Aggressionspotenzial des Vaters hin, und dass er mit der Versorgung des Kindes überfordert sei. Das Jugendamt unternimmt nichts.

Am 6. Februar findet ein Gespräch zwischen Bernd K., dem Amtsvormund und dem Sachbearbeiter vom Jugendamt statt. Auch der Arzt, der Bernd K. das Methadon verabreicht, ist anwesend. Unter anderem wird vereinbart, eine Tagespflegemutter für Kevin zu finden, die vom Amt bezahlt werden soll. Am 16. Februar teilt der Sachbearbeiter dem Vater schriftlich Namen und Anschrift der Tagespflegemutter mit und bittet ihn, sich mit dieser in Verbindung zu setzen.

Am 22. Februar erscheint Bernd K. im Amt und erklärt, dass er die Tagespflegemutter ablehne – sie sei eine Türkin. Auf die Bemerkung des Sachbearbeiters, dass die Frau aus Syrien stamme, antwortet Kevins Vater, dies mache »keinen großen Unterschied«. Schließlich entscheidet sich der Vater doch, die Tagespflegestelle für Kevin zu akzeptieren und will diesen ab 23. Februar regelmäßig dorthin bringen.

Am 14. März 2006 informiert die Tagespflegemutter den zuständigen Sachbearbeiter, dass Kevin bis jetzt nur dreimal – und das auch nur für einen kurzen Zeitraum – bei ihr gewesen sei. Als Grund habe der Vater angegeben, dass das Amt die Tagespflege nicht bezahle, er hat jedoch bereits am 8. März ein Schreiben des Sachbearbeiters bekommen, in dem er darauf hingewiesen wird, dass er einen Antrag für die Übernahme der Kosten bei der »Wirtschaftlichen Jugendhilfe« stellen müsse. Die »Wirtschaftliche Jugendhilfe« ist eine Einrichtung des Jugendamtes, die finanzielle Leistungen gewährt.

Am 16. März ruft Kevins Vater seinen zuständigen Sachbearbeiter an. Er ist wütend darüber, dass man bei der Wirtschaftlichen Jugendhilfe von ihm verlangt, wegen der Kostenübernahme persönlich zu erscheinen. Der Antrag verläuft im Sande.

Die Tagesmutter sagt später vor Gericht aus, Kevin sei ihr sehr klein und schmächtig vorgekommen. Als sie sich mit Herrn K. über das Füttern unterhalten habe, habe dieser ihr eine »Vitaminflasche« vorgezeigt, die er für das Kind zubereite. Die Flasche sei innen verschimmelt gewesen. Kevin habe bei ihr gut gegessen, sei aber sehr schwach gewesen. Der Kleine habe nicht einmal den leeren Löffel richtig halten können und gezittert.

Irgendwann in dieser Zeit Mitte März wird Bernd K. erneut gewalttätig gegen den Kleinen. In der Anklageschrift steht später: »Zu einem nicht mehr genau feststellbaren Zeitpunkt im Zeitraum zwischen Anfang März 2006 und dem 17.03.2006 wirkte der Angeschuldigte (...) wiederum mit erheblicher Kraftentfaltung und stumpfer Gewalt gezielt auf den Körper von Kevin ein, wobei er ihm (...) unter anderem einen Bruch des rechten Schienbeins in Nähe des Sprunggelenkes sowie Hämatome (Blutergüsse, d. Verf.) und Weichteilschwellungen an diversen Körperpartien, unter anderem auch am Penis und den Hoden sowie am Unterbauch, zufügte. Die Unterschenkelfraktur verursachte der Angeschuldigte entweder durch unmittelbare stumpfe Gewalt gegen das Bein oder durch Einwirken mittels Hebelkraft, wie etwa durch Festhalten und daran anschließendes Biegen des Beines. Die Hämatome an Penis, den Hoden und am Unterbauch sind auf unmittelbare stumpfe Gewalteinwirkung durch den Angeschuldigten zurückzuführen, wobei jede der bezeichneten Verletzungen für sich erhebliche Schmerzen des Kindes bedingte.«

Herausgekommen ist das Ganze durch einen Anruf der Tagesmutter. Diese hatte am 17. März den Sachbearbeiter angerufen und ihm mitgeteilt, dass es einen »Konflikt« zwischen ihr und Kevins Vater gegeben habe. Kevin habe blaue Flecken am Körper und einen Verband am Fuß gehabt. Der Vater hätte später angerufen und ihr erzählt, Kevin sei umgeknickt.

Gemeinsam mit einer anderen Mutter hat die Tagespflegemutter den Verband entfernt und gesehen, dass »die Beine zu den Füßen abwärts gerade verlaufen, dann aber der Fuß in einem unnatürlichen Winkel nach außen abgeknickt war. Diese Knickstelle war in der Haut dunkelblau gefärbt.« Kevin beginnt sofort zu weinen, als sie die Stelle vorsichtig berührt. Zudem stellt sie fest, dass Penis und Hoden blau und geschwollen sind und Blut ausgetreten ist. Weitere blaue Flecken finden sich am Unterbauch, am rechten Oberschenkel, am linken Oberarm und am Rücken. Über dem rechten Auge hat Kevin eine »starke Rötung mit blauem Fleck und rosafarbener Verfärbung«. Die andere Mutter bekräftigt die Angaben später vor Gericht und ergänzt, dass Kevins Fuß »dick und wie eine Knolle« ausgesehen habe.

Von seinem zuständigen Sachbearbeiter danach telefonisch befragt, teilt Bernd K. mit, Kevin habe sich »beim häuslichen Herumtoben den Fuß verstaucht« und erklärt, dass er Kevin nicht mehr zu der Tagesmutter bringen und einen Anwalt einschalten werde. Auf die Idee, sich das Kind persönlich anzuschauen, kommt der Sachbearbeiter nicht. Er empfiehlt Kevins Vater, einen Kinderarzt aufzusuchen. Es gibt keine Belege dafür, dass dies geschehen ist: »Eine Kontrolle durch den Sachbearbeiter ist nicht dokumentiert.« *(Ulrich Mäurer, Ebd.)*.

Am 12. April 2006 ist Bernd K. mit Kevin zu einer »Fallkonferenz« ins Sozialzentrum eingeladen. Er erscheint nicht. Man lädt ihn für den 20. April erneut ein.

Einen Tag vor dem geplanten Gespräch im Sozialzentrum, am 19. April, beschwert sich Kevins Vater per Telefon bei seinem Sachbearbeiter. Er kann nicht nachvollziehen, warum dieses Treffen stattfinden soll, man solle ihn in Ruhe lassen, er habe kein Auto und wieso sich jetzt auch noch der Leiter des Sozialzentrums einmische. Trotzdem erscheint er zu dem Termin. Mit Kevin. Das Kind sitzt in einem Kinderwagen. Nach Angaben des Vaters ist Kevin bereits seit zwei Tagen im *Sozialpädagogischen Spielkreis Lebenshilfe* angemeldet, da die vorherige Tagespflege seinen Angaben nach »nicht geeignet« war. Er selbst besuche ein Mal pro Woche eine Trauergruppe der Baptistengemeinde. Zudem möchte er umziehen. Ein Bericht wird verfasst, in dem Bernd K.s Angaben vermerkt sind. Kevin wird nicht näher in Augenschein genommen.

Am 25. April 2006 schreibt ein Kinderarzt des Gesundheitsamtes, der Kevin schon im Dezember 2004 wegen der Frühförderung untersucht hatte, an das Jugendamt. Kevins Vater ist nicht mit seinem Sohn zu einem vereinbarten Termin erschienen. Der Arzt teilt mit, dass er Vater und Sohn für den 3. Mai 2006 erneut eingeladen hat.

Am 7. Juni 2006 ruft der Kinderarzt Kevins Amtsvormund an. Bernd K. hat auch den dritten Untersuchungstermin nicht wahrgenommen. Der Arzt hat außerdem gehört, dass der für Kevin vorgesehene Platz im *Spielkreis Lebenshilfe* inzwischen an ein anderes Kind vergeben wurde, weil der Vater sich nicht darum gekümmert habe.

Anfang Juli teilt eine Mitarbeiterin der *Frühen Hilfen* dem Amt mit, dass bei einem Besuch bei Kevins Vater niemand angetroffen wurde, jedoch ein Zettel an der Tür hing, auf dem stand, Bernd K. sei wegen eines Unfalls im Verwandtenkreis nicht zu Hause. *Frühe Hilfen* heißt eigentlich *Frühe Hilfen für Eltern und Kinder und soziale Frühwarnsysteme* und ist ein Aktionsprogramm des Bundesminsteriums für Familie, Senioren, Frauen und Jugend. Ein Schwerpunkt liegt auf der Stärkung der Erziehungskompetenz der Eltern und dem frühzeitigen Erkennen familiärer Belastungen.

Am 31. Juli 2006 wendet sich die Leiterin der *Frühen Hilfen* erneut an den Sachbearbeiter des Jugendamtes und erinnert daran, dass man am 6. Juli 2006 die Familie nicht angetroffen hat. Ein weiterer Termin sei für den 17. Juli vereinbart worden. Nachdem sie den Vater extra vorab telefonisch daran erinnert habe, hätten sie ihn jedoch in der Wohnung ohne Kevin angetroffen, woraufhin Bernd K. erklärt habe, er hätte sich die Zeit falsch notiert und Kevin sei gerade mit »Nachbarn zum Schwimmen«. Obwohl die Mitarbeiterin über eine Stunde gewartet habe, sei Kevin nicht aufgetaucht. Auch im Spielkreis habe man ihn nie zu Gesicht bekommen. Sie mache sich Sorgen um das Wohlergehen des Jungen. Von ihrer Seite aus wurde Kevin zuletzt am 24. März 2006 beim Erstgespräch bei den *Frühen Hilfen* gesehen.

Kevin erscheint auch später nicht. Kevin wird nie wieder irgendwo erscheinen. Kevin ist irgendwann zwischen dem 20. April und Juni 2006 gestorben. Aber das weiß zu diesem Zeitpunkt noch niemand.

Anfang August 2006 nimmt die Leiterin der *Frühen Hilfen* wieder Kontakt mit dem Jugendamt auf. Schon wieder hat Kevins

Vater einen Termin platzen lassen. Da die Frühförderung nun schon seit fünf Wochen vom Amt bezahlt werde, die Mitarbeiter das Kind aber noch nicht gesehen haben, werde sie die Frühförderung beenden.

Für Mitte August ist wieder ein Platz für Kevin im Spielkreis reserviert. Bernd K. reagiert nicht und meldet sich nicht. Am 1. September ruft er dagegen im Amt an. Kevin sei bei ihm und werde täglich bei den Kindern der Elternschule mitbetreut.

Am 4. September will der Amtsvormund einen Hausbesuch bei Bernd K. und Kevin machen. Er trifft niemanden an und kommt einen Tag später erneut. Wieder ist niemand zu Hause. Bernd K. ruft am 6. September an und erklärt, er sei krank gewesen und mit dem Kind zu seiner Mutter gefahren, wohin er auch bald umziehen werde.

Die Sachgebietsleiterin ruft in der zweiten Septemberwoche bei Bernd K.s Mutter in Grünenplan an. Kevins Großmutter erklärt ihr, dass sie den Jungen am zweiten Weihnachtstag 2005 zuletzt gesehen habe. Sie sorge sich um den Kleinen.

Mitte September hat man eine Pflegemutter für eine sogenannte Übergangspflege gefunden. Eine Richterin des Familiengerichts lädt Bernd K. mit Kevin für den 26. September vor. Er erscheint nicht. Ein neuer Termin wird festgelegt: der 2. Oktober. Auch jetzt erscheint Bernd K. nicht. Telefonisch lässt er dem Jugendamt mitteilen, er müsse Kevin vom Hort abholen. Das Gericht erlässt noch am gleichen Tag einen »Herausgabebeschluss«, mit dem das Jugendamt ein Kind wegen akuter Gefährdung zu Hause abholen und in seine Obhut nehmen darf, und übermittelt diesen ebenfalls noch am 2. Oktober an das Jugendamt. Auch dem Vater wird dieser Beschluss zugestellt.

Am 10. Oktober soll Kevin daheim abgeholt werden. Stattdessen findet man seine Leiche im Kühlschrank.

Aber wann und woran ist Kevin denn nun gestorben? Sind die bei der ersten Obduktion festgestellten Knochenbrüche vor oder nach dem Tod entstanden? Und wer hat sie verursacht, Kevins vermeintlicher Vater?

Um Bernd K. anklagen zu können, muss die Todesursache nachgewiesen und bewiesen werden, dass er dafür verantwortlich ist.

»Aktive Tötung«?

War Bernd K.s Handeln »aktive Tötung« oder »nur« eine »Vernachlässigung des Kindes«? Der Mann schweigt zu den Anschuldigungen. Lediglich auf der Fahrt ins Polizeipräsidium macht er eine Äußerung, die man als Schuldeingeständnis werten könnte. Eine Polizistin sagt im Gerichtsprozess aus, dass ein Kollege im Auto bemerkt habe: »Das Jugendamt muss sich warm anziehen«. Bernd K. soll daraufhin geantwortet haben: »Das Jugendamt trifft keine Schuld. Ich bin das Schwein.«

Die Staatsanwaltschaft will eine Verurteilung wegen Mordes erreichen, das Gericht jedoch kann anfangs nach dem Studium der Akten keine Mordmerkmale erkennen. Die Verteidigung von Bernd K. geht davon aus, dass dieser nicht für Kevins Tod verantwortlich ist. Die Knochenbrüche könnten auch erst entstanden sein, nachdem das Kind gestorben war, zum Beispiel durch das Hineinpressen in den Kühlschrank. Außerdem sei es doch auch möglich, dass all die vorangegangenen Verletzungen Folge einer Knochenschwäche seien, die durch eine Überdosierung an Medikamenten hervorgerufen worden sei.

Am 31. Oktober wird daher Professor Klaus Püschel beauftragt, eine weitere rechtsmedizinische Untersuchung des Leichnams durchzuführen und ein Gutachten anzufertigen. Die Fragestellungen der Staatsanwaltschaft sind dabei folgende:

1. Welche Verletzungen bestanden bei Kevin?
2. Sind die Verletzungen zu Lebzeiten aufgetreten?
3. Welche anderen Erkrankungen bestanden bei Kevin?
4. Was war die Todesursache?
5. Wann ist der Tod eingetreten?

Gemeinsam mit seinem Kollegen Dr. Sperhake macht sich Professor Püschel an die Arbeit. Die beiden Rechtsmediziner untersuchen nicht nur die Leiche, sondern ziehen auch zahlreiche andere Belege für ihr Gutachten heran, darunter das erste Obduktionsprotokoll der Rechtsmedizin Bremen, Röntgenaufnahmen und Computertomographien, die nach dem Tod Kevins gemacht wurden, Krankenunterlagen aus dem Klinikum Bremen von Mitte September 2004, Oktober 2004 und

April 2005; die Ermittlungsunterlagen der Polizei, darunter ein Gedächtnisprotokoll des Kinderarztes, der Kevin anfangs untersucht hat sowie die Vernehmung der Tagespflegemutter.

Die Rechtsmediziner untersuchen zudem das Gewebe verschiedener Organe. Insgesamt fertigen sie etwa 200 Präparate für die Untersuchung mit dem Lichtmikroskop an. Sie finden verschiedene Einblutungen (Blutergüsse), die als »nicht mehr frisch« beurteilt werden, das bedeutet, dass sie zwar entstanden sind, als Kevin noch lebte, jedoch schon Anzeichen für Heilungsprozesse zeigen. Die Verletzungen müssen dem Kind also Tage oder Wochen vor dem Tod zugefügt worden sein. In allen untersuchten Lungenpräparaten entdecken die Ärzte Fetttropfen, die auf eine »Fettembolie« hindeuten. »Embolus« ist die Fachbezeichnung für einen Pfropf in einer Ader; eine Embolie ist also der Verschluss eines Blutgefäßes durch mit dem Blutstrom mitgeschwemmtes Material. Bei einer Fettembolie bilden kleine Fetttropfen den Pfropf, der die Ader verstopft. Diese Fetttropfen können bei Knochenbrüchen oder Verletzungen der Weichteile in die Blutbahn gelangen.

Zu diesen Diagnosen kommen Ansammlungen von Entzündungszellen in den Blutgefäßen, die zu einem Kreislaufschock passen.

Professor Püschel zieht außerdem die Begutachtung der Knochen durch einen weiteren Gutachter zu Rate. Dieser hat alle als Beweismittel konservierten Knochen noch einmal mit bestimmten Techniken untersucht und eine weitere zeitliche Zuordnung vorgenommen. In diesem »knochenpathologischen Gutachten« sind aufgelistet:

» ein Knochenbruch auf der linken Scheitelseite des Schädels, entstanden im September 2004 (Kevin ist zu dem Zeitpunkt drei bis vier Monate alt),
» ein Knochenbruch am Hinterkopf, ebenfalls von September 2004,
» ein Bruch der neunten rechten Rippe, ebenfalls von September 2004,
» ein Bruch der zehnten rechten Rippe, älter als der Bruch der neunten Rippe,

» drei verschiedene Knochenbrüche der linken Speiche und gleichzeitig der linken Elle (Unterarmknochen), entstanden im September 2004, etwa drei Wochen vor dem Tod und »frisch«, also zum oder kurz nach dem Todeszeitpunkt entstanden,
» drei verschiedene Knochenbrüche des rechten Schienbeins und des rechten Wadenbeins über dem Sprunggelenk, entstanden im September 2004, danach etwa sechs Wochen vor dem Tod und als drittes frisch,
» drei verschiedene Knochenbrüche des linken Schienbeins über dem Sprunggelenk, entstanden im September 2004, dann etwa sechs Wochen vor dem Tod und zuletzt frisch,
» einen Bruch des linken Wadenbeins, »alt«, also längere Zeit vor dem Tod entstanden,
» drei verschiedene Knochenbrüche des rechten Oberarms, »alt«, dazu etwa sechs Wochen vor dem Tod und frisch entstanden,
» zwei verschiedene Knochenbrüche des linken Oberarms, einer »alt«, der andere etwa sechs Wochen vor dem Tod entstanden,
» einen Bruch der rechten Speiche in Nähe des Ellenbogens, etwa sechs Wochen alt,
» zwei verschiedene Knochenbrüche der rechten Speiche in Handgelenksnähe, etwa sechs Wochen alt und frisch,
» einen Bruch der linken Speiche in Nähe des Ellenbogens, etwa sechs Wochen alt,
» einen Bruch des linken Oberschenkels nahe des Kniegelenks, zwei bis sechs Wochen alt.

In ihrem Gutachten beantworten die Rechtsmediziner die Fragen der Staatsanwaltschaft detailliert, wobei sie die Befunde von Rechtsmedizinern anderer Institutionen ebenso einbeziehen, wie die die Ergebnisse von Radiologen (Röntgen und Computertomographie), Biologen und Knochenpathologen (befassen sich mit Knochenerkrankungen).

Zuerst gehen sie auf die Frage ein, welche Verletzungen bei Kevin bestanden.

Die Gutachter schreiben hierzu:
»Insgesamt sind in Kevins Biografie 19 (...) Skelettabschnitte durch Knochenbrüche verletzt worden. (...) Da in vielen betroffenen Regionen wiederholt Brüche aufgetreten sind (...) muss insgesamt von einer Anzahl von mindestens 26 zu Brüchen führenden Gewalteinwirkungen ausgegangen werden. Diese können zum Teil zeitlich kombiniert entstanden sein. Dennoch können mindestens 5 verschiedene Zeitpunkte festgehalten werden, in denen Brüche entstanden sind.«

Professor Püschel bestätigt damit, dass Kevin mehrfach so starker Gewalt ausgesetzt worden ist, dass dabei vielzählige Knochenbrüche entstanden sind. Schon 2004 hatten die Kinderärzte, die Kevin behandelten, die Verletzungen als Folge von Kindesmisshandlung eingeschätzt. Die Erklärungen des Vaters, das Baby habe die Beine durch das Bettgitter gesteckt, sind schlicht hanebüchen. Auch konnte bei Kevin keine Erkrankung festgestellt werden, die eine vermehrte Neigung zu Knochenbrüchen verursacht.

Die Rechtsmediziner schreiben weiter in ihrem Gutachten: »Auch für die im weiteren Verlauf aufgetretenen Knochenbrüche gilt, dass diese (...) ausgesprochen misshandlungstypisch sind. So gelten gerade die Verletzungen im Bereich der Wachstumszonen der langen Röhrenknochen (Arm- und Beinknochen, d. Verf.) und rückwärtige Rippenbrüche als nahezu beweisend für Kindesmisshandlung – dies im vorliegenden Fall umso mehr, dass verschiedene Regionen in nahezu gleichartiger Weise zwei- bis dreifach betroffen waren. Es ist unwahrscheinlich bis ausgeschlossen, dass ein Kind dreimal denselben Unfall erleidet, der dreimal zum selben Bruch führt (...)«. Als Ursache für die Verletzungen geben die Gutachter »erhebliche stumpfe Gewalteinwirkung«, auch das »Umbiegen einer Extremität« an. Im Fall der Rippenbrüche »kommt ein kräftiges Zusammendrücken des Brustkorbes« infrage und die Schädelbrüche können durch »Anschlagen des Kopfes auf eine harte Fläche« verursacht worden sein.

Es muss von einer »gewaltsamen Behandlung« des Kindes ausgegangen werden. Nur durch Ungeschick oder etwas groberes Anfassen eines Kindes können solche schlimmen Brüche nicht hervorgerufen werden.

Zum Zeitpunkt des Todes fand sich außerdem bei dem Zweijährigen eine etwa ein bis drei Wochen alte Unterblutung von Hodensack und Hoden. Professor Püschel schreibt im Gutachten, dass eine »unfallbedingte Verletzung des Hodensackes bei Kleinkindern sehr selten« ist. Es muss an »eine mutwillig beigefügte Verletzung« gedacht werden, insbesondere, da der Bereich »besonders schmerzempfindlich« ist.

Als Nächstes wenden sich die Rechtsmediziner der Frage zu, ob die Verletzungen zu Lebzeiten aufgetreten sind. Bei Verletzungen, die bei lebenden Organismen entstehen, gibt es eine Reaktion des Körpers darauf. Im Gewebe finden Abwehrreaktionen und sogenannte »Abräumreaktionen« statt. Dabei wandern vermehrt verschiedene weiße Blutkörperchen – die Abwehrpolizei des Körpers – in das verletzte Gewebe ein und beginnen mit der »Arbeit«.

Dies kann man bei mikroskopischen Untersuchungen feststellen. Im lebenden Gewebe findet man bei Verletzungen außerdem auch immer frische Einblutungen durch verletzte Blutgefäße, denn nur bei lebenden Organismen wird das Blut noch durch den Körper gepumpt.

Bei Kevin steht fest, dass die älteren Knochenbrüche zu Lebzeiten entstanden sind. Aber auch bei den »frischen« Brüchen und den Verletzungen der Weichteile können die Rechtsmediziner »Vitalitätszeichen«, also Anzeichen für ein Entstehen zu Lebzeiten nachweisen, diese deuten auf eine Überlebenszeit von bis zu 24 Stunden hin.

Eine Entstehung dieser »frischen« Brüche nach dem Tod, zum Beispiel beim »Hineinpressen« in den Kühlschrank, erscheint den Gutachtern »nahezu ausgeschlossen«. Sie schreiben: »Hier wären – wenn überhaupt – eher Brüche der Mittelachse des Körpers (z. B. der Wirbelsäule) zu erwarten.«

Da die Verteidigung argumentiert, Kevin habe verschiedene Vorerkrankungen gehabt, und dies habe zu seinem Tod geführt, müssen Professor Püschel und sein Kollege im Gutachten auch zu dieser Frage Stellung nehmen.

Bei Kevins erstem Krankenhausaufenthalt im Herbst 2004 hatte man außer den Knochenbrüchen auch zu hohe Kalziumwerte in Blut und Urin festgestellt. Eine Stoffwechselstörung oder eine Störung des Hormonhaushaltes konnten jedoch ausgeschlossen werden. Als Ursache für die zu hohen Kalziumwerte nennen die Gutachter eine plötzliche Ruhigstellung (Immobilisierung), die durch die Schmerzen, hervorgerufen durch die Knochenbrüche, zustande gekommen ist. Solch eine Ruhigstellung kann dazu führen, dass vermehrt Kalzium aus den Knochen abgegeben wird.

Das Baby hatte sich auch verzögert entwickelt. Dies führen die Rechtsmediziner jedoch nicht auf Erkrankungen zurück. Kevins Mutter hat während der Schwangerschaft weiter Drogen genommen. Immer dann, wenn sich Kevins Vater um das Kind »kümmerte«, also zum Beispiel bei Krankenhausaufenthalten der Mutter, habe Kevin abgenommen. In den letzten Lebensmonaten sind außerdem Anzeichen für Rachitis durch Vitamin D-Mangel an den Knochen erkennbar. Rachitis ist eine Erkrankung kindlicher Knochen, die meist durch Kalziummangel entsteht. Zu Kalziummangel wiederum kann es durch Mangelernährung und Mangel an Vitamin D kommen. Vitamin D wird in der Haut des Menschen unter Einwirkung von Sonnenlicht aus einer Vorstufe gebildet. Die Rachitis bei Kevin muss also durch unzureichende Ernährung und Lichtmangel entstanden sein – wahrscheinlich war »Kevin zuletzt nur noch selten dem Tageslicht ausgesetzt«.

Was aber hat direkt zum Tod des Kindes geführt? Es geht schließlich darum, ob Bernd K. wegen »aktiver Tötung« oder »nur« wegen Vernachlässigung des Kindes angeklagt werden kann.

Hierzu schreiben die Gutachter: »Der Tod des Kindes ist erklärbar durch die frischen Knochenbrüche in Verbindung mit einer sog. Fettembolie sowie mit einem blutungsbedingten Kreislaufschock. (...) Fettembolien treten i. d. R. innerhalb der ersten 24 Stunden nach Polytraumata (mehrere, gleichzeitig zugefügte Verletzungen verschiedener Körperteile, d. Verf.) auf und sind eine bekannte und nicht seltene Todesursache bei verletzten Personen mit Knochenbrüchen. (...) Zusätzlich ist es durch Blutung im Bereich der Brüche in Verbindung mit starken Schmerzen und dadurch bedingter Kreislaufbelastung zu einem Volumenmangel gekommen, so dass beide Zustände – Fettembolie und Blutungsschock – im Zusammenwirken den Tod verursacht haben.«

Ein sogenannter Blutungsschock entsteht durch Blutverlust nach außen und/oder ins umgebende Gewebe, insgesamt fehlt es in den Adern an Flüssigkeit – es tritt ein »Volumenmangel« auf und die Folge sind Abfall des Blutdrucks, Herzrasen, beschleunigte Atmung, bis hin zur Bewusstlosigkeit.

Da Kevins Vater keine Aussagen macht, müssen die Rechtsmediziner zuletzt auch die Frage beantworten, *wann* Kevins Tod eingetreten ist. Dies ist die schwierigste Frage des gesamten Gutachtens. Die Ärzte schreiben: »Der Todeszeitpunkt ist durch rechtsmedizinische Untersuchungen am Leichnam nicht exakt bestimmbar. Das zeitliche Auftreten von Fäulnisveränderungen ist derart variabel, dass sich jeder Versuch einer Rückrechnung auf den Todeszeitpunkt, die über die Feststellung ‹mehrere Monate vor Auffinden› hinausgeht, verbietet.«

Es könnte sein, dass Kevin schon kurze Zeit nach dem letzten Besuch bei der Tagespflegemutter verstorben ist. Sie und die zweite Mutter hatten sehr prägnant und detailliert die Verletzungen beschrieben, die zum Todeszeitpunkt Kevins als »frisch« eingestuft wurden: den Bruch des Unterschenkels die Verletzungen am Auge und die Blutergüsse und Schwellungen von Penis und Hoden.

Dem entgegen stehen Zeugen, die behaupten, dass Kevin Ende April noch an einer Sitzung des Jugendamtes teilgenommen habe. Es ist nicht auszuschließen, dass er die von der Tagesmutter geschilderten Verletzungen so lange überlebt hat und ihm danach weitere, ähnliche zugefügt worden sind.

Bernd K. – das jedoch ist eindeutig bewiesen – hat Kevins Tod verursacht.

»Der Angeklagte nahm billigend in Kauf, den Jungen zu töten«

Noch am gleichen Tag, an dem Kevin in Bernd K.s Kühlschrank gefunden wurde, wird dieser vorläufig festgenommen, kurz darauf wird ein Haftbefehl gegen ihn erlassen und er kommt in Untersuchungshaft.

Im Oktober 2007 beginnt der Prozess. Er wird viele Monate dauern. Es sind über 40 Zeugen geladen, dazu elf Sachverständige, darunter auch Professor Klaus Püschel. Außerdem zieht das Gericht zwölf sogenannte Urkunden zur Urteilsfindung heran, das sind schriftliche Gutachten, Stellungnahmen von Ärzten, der Spurensicherungsbericht der Polizei vom Tatort und Krankenakten.

Inzwischen liegt auch ein Gutachten über die Vaterschaft vor, das zu Lebzeiten Kevins nie angefordert wurde – Bernd K. ist nicht der Vater des kleinen Kevin.

Die Anklageschrift der Staatsanwaltschaft wirft Bernd K. Misshandlung, Körperverletzung und »grausame Tötung« eines Schutzbefohlenen vor. Der Staatsanwalt erläutert im Prozess die grausigen Details. Kevin sei »ständigen Misshandlungen« ausgesetzt gewesen, Bernd K. habe dem Kind mehrere Knochen durch stumpfe Gewalt oder »mit Hebelkraft«, etwa durch die Fixierung der Beine und anschließendes Biegen gebrochen. »Der Angeklagte nahm billigend in Kauf, den Jungen zu töten«, so seine Worte. Zudem habe er Kevin durch Schläge Hämatome (Blutergüsse) im Genitalbereich zugefügt, wobei jede Misshandlung für sich »erhebliche Schmerzen des Kindes bedingte«.

Hilfe habe der Angeklagte nie herbeigeholt. Der Staatsanwalt schließt mit den Worten: »Eine sofortige medizinische Maximalversorgung hätte jedenfalls die Schmerzen lindern und mit einer gewissen Wahrscheinlichkeit auch den Tod des Kindes verhindern können.«

Bernd K. schweigt zu den Anschuldigungen. Der Rechtsanwalt, der ihn verteidigt, kennt seinen Mandanten schon länger. Es ist der gleiche Anwalt, der Bernd K. bereits seit Jahren »berät«. Schon als es nach Kevins Geburt im Februar 2004 darum geht, ob die drogensüchtigen Eltern das Kind überhaupt versorgen und mit nach Hause nehmen dürfen, interveniert er zugunsten von Bernd K. Jetzt beruft sich der Verteidiger darauf, dass die Fettembolie und die Knochenbrüche auch erst nach dem Tod des Jungen entstanden sein könnten. Die zahlreichen vorhergehenden Brüche lassen sich zwar nicht wegdiskutieren, aber auch hierfür nennt der Anwalt eine Begründung: Diese seien durch zu hoch dosierte Medikamente entstanden, die eine Knochenschwäche zur Folge gehabt hätten. Er beantragt deshalb die Anhörung weiterer Sachverständiger. Außerdem bestreitet der Verteidiger, dass Bernd K. in der Wohnung über seine Rechte belehrt worden sei. Deshalb sollen die diesbezüglichen Angaben der Polizisten nicht vor Gericht zugelassen werden.

Der Prozess zieht sich in die Länge. Gutachter werden gehört, Zeugen sagen aus, widersprüchliche Angaben werden gemacht, Akten studiert und Krankenberichte verglichen. Anfangs wird geprüft, ob es die Polizisten tatsächlich versäumt haben, Bernd K. über seine Rechte zu belehren. Es stimmt, dass die Beamten dies nicht sofort beim Betreten der Wohnung getan haben – schließlich gingen sie ja davon aus, dass Kevin noch lebte und in Obhut genommen werden sollte. Sofort nach dem Entdecken der Kinderleiche im Kühlschrank jedoch erfolgte die Belehrung. Die Polizisten dürfen nach wochenlangem Tauziehen mit Bernd K.s Verteidiger aussagen.

Bernd K., der jetzt von den Medien nur noch »Kevins Ziehvater« genannt wird, schweigt. Er schweigt ein dreiviertel Jahr lang, bis Ende Mai 2008. Erst jetzt, am letzten Prozesstag vor der Urteilsverkündung, nachdem sein Verteidiger das Schlussplädoyer gehalten hat, liest er eine vorbereitete Erklärung vor.

Bernd K. sagt nichts dazu, wie Kevin gestorben ist. Er gibt den Reumütigen: »Ich finde bis heute nicht die richtigen Worte, um meine Fassungslosigkeit zu beschreiben und meine Betroffenheit zum Ausdruck zu bringen. Wenn ich sagen würde, ich bin sehr traurig über das, was da mit Kevin passiert ist, dann wäre das maßlos untertrieben. Es tut mir schrecklich leid, ich bin erschüttert über diese Katastrophe. Meine Reue ist so drastisch, es wäre alles eine Art Verniedlichung, es geht extrem tief. Ich weiß wirklich nicht, was da passiert ist. Ich würde gern mehr sagen, aber ich kann nicht.«

Der Verteidiger hat in seinen Schlussworten kundgetan, eine »Tötungsabsicht« könne seinem Mandanten nicht nachgewiesen werden und begründet, dass die Ermittlungen zu Kevins Tod weder zum Zeitpunkt noch den genauen Umständen des Todes konkrete Ergebnisse erbracht hätten. Und so könne man seinem Mandanten höchstens »Körperverletzung, maximal Körperverletzung mit Todesfolge« zur Last legen.

Die Staatsanwaltschaft sieht das anders. Sie fordert eine Verurteilung zu 13 Jahren Gefängnis wegen Mordes und Misshandlung Schutzbefohlener.

Am 5. Juni 2008 wird das Urteil verkündet: Zehn Jahre Haft für Bernd K. Er wird wegen Körperverletzung mit Todesfolge sowie Misshandlung Schutzbefohlener für schuldig befunden. Eine Verurteilung wegen Mordes gibt es nicht. Das Gericht bleibt damit unter der Forderung der Staatsanwaltschaft. Es ordnet dagegen an, den Verurteilten in eine Entziehungsanstalt einzuweisen, jedoch frühestens nach Verbüßung von drei Jahren Haft.

In der Urteilsbegründung folgt das Schwurgericht der Argumentation der Verteidigung. Es ist nicht nachweisbar, dass Bernd K. Kevin tatsächlich habe töten wollen. Eine Tötungsabsicht hätte nur dann vorgelegen, wenn der Angeklagte gewusst habe, dass mehrfache Knochenbrüche mit darauffolgen der Fettembolie zu einem Herzversagen führen könnten. So etwas gehöre jedoch nicht zum Allgemeinwissen. Hätte er Kevin töten wollen, wäre er wahrscheinlich anders vorgegangen. Hinzu kommt, dass das Gericht wegen Bernd K.s Drogensucht eine verminderte Schuldfähigkeit nicht ausschließen kann. Ein Entlastungsgrund ist nach Ansicht des Gerichts auch, dass Behördenmitarbeiter trotz vorliegender Erkenntnisse über Misshandlungen des Kindes nicht eingegriffen hätten. In diesem Zusammenhang erhebt der Vorsitzende Richter Vorwürfe an die Adresse des zuständigen Jugendamtes: »Mancher Handelnde oder Nichthandelnde mag sich moralisch berechtigte Vorwürfe machen.« Die Verfehlungen der Behörde seien jedoch nicht Gegenstand des Prozesses gewesen.

Im Falle eines erfolgreichen Verlaufs der Entziehung kann der Angeklagte auch bereits nach fünf oder sechs Jahren entlassen werden, so der Richter. Das Publikum im Gerichtssaal reagiert empört. Die *Deutsche Kinderhilfe* schreibt kurz darauf in einer Presseerklärung, mit diesem Urteil werde ein »fatales Signal an die Öffentlichkeit« gesandt und fordert die Staatsanwaltschaft auf, Rechtsmittel dagegen einzulegen.

Eine Frage bleibt jedoch: Wie konnte es dazu kommen, dass alle Kontrollmechanismen nicht gegriffen haben?

»Kevin könnte noch leben« – Ein Amt versagt

Im Juni 2010, vier Jahre nach Kevins Tod, beginnt in Bremen ein weiterer Prozess, der sich mit dem Fall befasst.

Im März des Jahres hat die Staatsanwaltschaft Anklage wegen fahrlässiger Tötung gegen den Sachbearbeiter des Jugendamtes und gegen Kevins Amtsvormund erhoben. Der angeklagte Amtsvormund ist zu dem Zeitpunkt bereits 67 Jahre alt und Rentner. Er bedauert Kevins Tod.

Im Prozess kommen Mängel im System zum Vorschein, die das fahrlässige Verhalten zumindest begünstigt haben. Laut Aussagen des Amtsvormundes hatte er zu dem Zeitpunkt, als Kevin zu Tode gequält wurde, über 200 Mündel zu betreuen; er sagt aus, er habe pro Woche »nur zwei Minuten Zeit pro Mündel« gehabt. Die Arbeitsbelastung sei hoch gewesen, Gelder seien gekürzt worden. Ausreden? Im Fall Kevin hat er kaum Informationen zur Verfügung gehabt und sich, statt sich selbst zu kümmern, auf die Angaben des zuständigen Mitarbeiters im Sozialamt verlassen. Nun will er einen Teil seiner Schuld wiedergutmachen, will an der gerichtlichen Aufklärung mitwirken und hofft doch, dass man berücksichtigt, dass er nur »einer der Beteiligten an dem Geschehen war, das zur Katastrophe führte«.

Im August 2010 schlägt das Gericht vor, den Prozess gegen Kevins Amtsvormund gegen Zahlung einer Geldbuße zu beenden. Das Verfahren wird eine Woche darauf eingestellt. Die *Deutsche Kinderhilfe* spricht von einem »beschämenden Kuhhandel«.

Was jedoch passiert mit dem zuständigen Sachbearbeiter des Sozialamtes, in geschraubtem Beamtendeutsch »Case-Manager« genannt – muss er sich für sein Fehlverhalten vor Gericht verantworten, muss er erklären, wie es zu dem Tod des kleinen Kindes kommen konnte und warum er versagt hat? Leider wird es hierzu vorerst nicht kommen. Er ist »krankheitsbedingt verhandlungsunfähig«.

Und doch wäre es wünschenswert, dass die »Arbeit« dieses Sachbearbeiters geprüft und kritisch bewertet würde. Denn es waren nicht nur unglückliche Umstände, die zum Tod des kleinen Kevin geführt haben. Für den Umgang mit Kindern substituierter (Methadongebrauch) oder drogenabhängiger Eltern gibt es eine »Fachliche Weisung der Amtsleitung des Amtes für Soziale Dienste« Hier steht unter anderem:

» Kontaktaufnahme durch die Familienhebamme und Fallberatung zur Hilfeplanung,
» verbindlich festzulegende Eckpunkte der Hilfeplanung, insbesondere zur Mitwirkung der Betroffenen, zu regelmäßigen Drogenkontrollen und zu unangemeldeten Hausbesuchen,
» Fallsteuerung durch den Sachbearbeiter des ambulanten (...) mit Fallverantwortung des Sachbearbeiters,
» Festlegung der Rahmenbedingungen für den Verbleib durch Kontrakt mit der Mutter mit Beschreibung der Kontrollinstrumente und Auflagen,
» Pflicht aller beteiligten Stellen, bei dringender Gefahr für das Kindeswohl oder erheblicher Gefährdung das Jugendamt zu informieren zur Einleitung von Sicherungsmaßnahmen.

In seiner Dokumentation benennt Ulrich Mäurer die fatalen Details, die dazu geführt haben, dass Kevin sterben musste:

» Kevins Geburt
Der Sachbearbeiter des Amtes für Soziale Dienste vermerkt in der Akte, dass Kevins Mutter seit neun Jahren »im Rahmen von Substitutionsbegleitung«, also im Drogenersatzprogramm ist, dass sie HIV-positiv ist und

an Hepatitis leidet; sowie dass der Vater am Methadon-
programm teilnimmt.

» Zur Besprechung am 19. Februar 2004 in der Klinik
ist der Sachbearbeiter anwesend. Er notiert in der Akte,
dass Kevin in 14 Tagen entlassen werde und die Mutter
ihn »vorübergehend« zu ihrer Schwester geben wolle.
Außerdem schreibt er auf, dass eine »Entgiftungskur für
die gesamte Familie (...) eventuell an der Ostsee«
geplant sei.

» Zur nächsten Besprechung in der Klinik am 26. Februar
sind außer behandelnden Ärzten, Schwestern, Eltern
und dem Sachbearbeiter auch Bernd K.s Rechtsanwalt
und der Arzt anwesend, der ihm das Methadon verabreicht. Ein Vertreter von *Ani Avati*, das ist ein Verein
für Suchttherapie in Bremen, bei dem die Mutter Mitglied war, schreibt Maßnahmen auf, die aus seiner
Sicht angebracht wären. Sie lauten: Einmal pro Woche
Besuch der Familienhebamme, ein Beratungsgespräch
pro Woche, zwei Mal pro Woche Kontakt durch die
Therapiehilfe Bremen, einmal pro Woche ein Gespräch
beim Methadon-Arzt, der auch zweimal im Monat
Urinkontrollen durchführen soll, um zu bestätigen,
dass die Eltern nicht noch zusätzlich zum Methadon
Drogen konsumieren. Außerdem sollten in der ersten
Zeit quartalsweise Hilfekonferenzen stattfinden. Ob der
Sachbearbeiter diese Hinweise ernst genommen hat, ist
aus der Akte nicht ersichtlich. Gegen die Ablehnung der
Familienhebamme durch Kevins Eltern hat er jedenfalls
nichts unternommen.

» Bis Mitte April sind Mutter und Kind (und teilweise
auch Bernd K.) in der Entgiftungsklinik in Heiligenhafen. Der Sachbearbeiter des Amtes für Soziale Dienste
hat in der Zeit keine der vorgeschlagenen Hilfsmaß-
nahmen des Vereins für Suchttherapie vorbereitet, es gibt
keinen Hinweis darauf, welches Ergebnis die Entgiftungskur gebracht hat.

» Erst Anfang Mai schreibt der Sachbearbeiter wieder eine
Notiz. Der Arzt, der Bernd K. das Methadon verabreicht,
hat ihn angerufen und mitgeteilt, die Familie brauche
»ein wenig Hilfe«. Persönlich aufgesucht hat der Sachbearbeiter die Eltern bis dahin noch nicht. Im Gegenteil:
Er hat anscheinend gar keine Ahnung, worum es in
diesem Fall geht. Er ruft am Klinikum Bremen Nord
an und bittet den dortigen Sozialdienst darum, ihm
einen Bericht zuzuschicken, da er »keinerlei schriftliche
Unterlagen über Familie (...) besitze.« Einen Tag später
schickt er den Eltern einen Brief mit seiner Telefonnummer und teilt ihnen mit, sie könnten sich mit Fragen an
ihn wenden.

Bernd K. ruft daraufhin beim Sachbearbeiter an. Der notiert
in der Akte, der Vater hätte ihm im »vorwurfsvollem Ton« mitgeteilt, die Eltern bräuchten »keine Hilfe«, wollten jedoch in
eine andere Wohnung umziehen.

» Ende Mai fragt der Sachbearbeiter beim Klinikum
Bremen Nord nach, wo denn der angeforderte Bericht
bleibe. Die Mitarbeiterin hat ihn wegen zu hoher
Arbeitsbelastung noch nicht anfertigen können, rät
jedoch erneut, eine Familienhebamme einzusetzen. Der
Sachbearbeiter verfasst ein Schreiben an den Methadon
vergebenden Arzt: »Wie bekannt, lehnten die Eltern
Hilfen gleich welcher Art ab.« Der Bericht aus dem Kli-
nikum Bremen Nord trifft einen Tag später bei ihm ein.
Er heftet ihn in der Akte ab.

Unter »Soziale und Versorgungssituation« schreibt die Klinik:
»Von kinderärztlicher Seite bestehen deutliche Bedenken in
der Versorgung des Kindes durch die Mutter. Bei intensiven
Versuchen, die Mutter in die Versorgung des Kindes mit ein-
zubeziehen, besserte sich das Verhalten der Versorgung während des stationären Aufenthaltes. Jedoch kam es gerade in
der Nacht zu deutlichen Versorgungsproblemen und Überfor-
derung der Mutter, so dass das Kind nach wenigen Stunden
bereits wieder zu uns auf die Intensivstation zurückgebracht
wurde. Ebenfalls ist sie in der Versorgung des Kindes sehr

langsam. Der Kontakt zu dem leiblichen Vater, Herrn (...) war stark beeinträchtigt. Es kam während des stationären Aufenthaltes zu (...) körperlichen Androhungen, Beschimpfungen. Wir sehen jetzt dies als einmaligen Versuch, den Eltern die Betreuung des Kindes zu überlassen; falls die Probleme weiter auffällig bzw. zunehmend sind, erwägen wir, das Kind von der Betreuung der Eltern zu entfernen.«

Der Sachbearbeiter unternimmt nichts. Keinen Hausbesuch, keine Kontrolle, keine der vorgeschlagenen Maßnahmen des Vereins für Suchttherapie.

» Anfang August erfolgt der Polizeieinsatz, nachdem Nachbarn gesehen haben, wie Sandra K. ihr Baby misshandelt. Einen Tag darauf schickt der Sachbearbeiter die Meldung über den Polizeieinsatz an den Methadon-Arzt von Bernd K. und schreibt, die Mutter lehne vom Amt angebotene Hilfen ab. Die Polizeimeldung »stimme ihn nachdenklich«, vielleicht habe der Arzt eine Möglichkeit, mit Sandra K. zu sprechen. Kurz darauf folgt ein Brief des Sachbearbeiters an Kevins Mutter, in der er ihr nochmals Hilfe anbietet.
  Eine Reaktion des Methadon vergebenden Arztes ist nicht dokumentiert, auch hält es der Sachbearbeiter weiterhin nicht für nötig, Kevins Eltern daheim zu besuchen. Stattdessen erscheinen beide Eltern Mitte August auf dem Amt und erklären »dass es ihnen gut ginge und sie keinerlei Hilfe benötigten.« Der Sachbearbeiter notiert dies in der Akte und fügt hinzu, er werde die Eltern demnächst besuchen.

» Der erste Besuch des Sachbearbeiters findet am 8. Oktober 2004 statt – neun Monate nach Kevins Geburt. Leider trifft er Mutter und Kind nicht an. Bernd K. erklärt, dass Kevin wegen Beinverletzungen in der Kinderklinik sei, weil er mit dem Bein zwischen den Sprossen des Kinderbetts hängengeblieben sei. Der Sachbearbeiter beschreibt in der Akte, dass er sich von einer »gut aufgeräumten, nett eingerichteten Wohnung« überzeugen konnte. Auch »das Kinderzimmer war liebevoll eingerichtet und im Badezimmer befanden sich frisch gewaschene Stofftiere, die dort zum Trocknen auslagen.«

Vier Tage später informiert sich der Sachbearbeiter bei der Stationsärztin der Kinderklinik und erfährt von Kevins zahlreichen Knochenbrüchen, und dass manche auch älteren Datums seien. Er telefoniert mit dem Vater, der ihm mitteilt, er bemühe sich um den Einsatz der *Frühen Hilfen*. In der Akte steht, die Hinzuziehung einer Familienhebamme müsse überlegt werden. Eine In-Obhutnahme des Kindes zieht der Sachbearbeiter nicht in Erwägung. Zum Einsatz einer Familienhebamme kommt es nicht.

» Die Kinderklinik erstellt bei Kevins Entlassung am 14. Oktober einen Bericht, der auch dem Sachbearbeiter zugeht. Hier heißt es: »Multiple traumatische Frakturen. Kindesmisshandlung. Entwicklungsstörung.« Und abschließend stehen die Sätze: »In Absprache mit den beteiligten Institutionen, insbesondere (dem Sachbearbeiter) vom Amt für Soziale Dienste, wird es zunächst keinen Antrag auf Fremdunterbringung geben. Es wird eine Familien-Hebamme bzw. eine aufsuchende Familienberatung eingesetzt und Kevin erhält bei entsprechender statomotorischer Entwicklungsverzögerung zusätzlich Frühförderung *(Frühe Hilfen)*«.

Am 19. Oktober ruft der Vater den Sachbearbeiter an und teilt diesem mit, von einer aufsuchenden Familienberatung wolle er »zunächst absehen.« Und so geschieht es. Für die Familienhebamme fehlen dem Sachbearbeiter Kapazitäten, so dokumentiert er es zumindest in der Akte. Mitarbeiter der *Frühen Hilfen* besuchen die Familie Ende Oktober – ihr Einsatz soll Mitte Dezember beginnen.

» Am 23. November kommt es zu der Strafanzeige wegen Verletzung der Fürsorgepflicht gegen Sandra K. Kevin wird ins *Hermann Hildebrand Haus* gebracht. Schon einen Tag später kontaktieren die Eltern ihren Methadon vergebenden Arzt, der sich sofort an den Sachbearbeiter wendet und mitteilt, sie wollten »das Kind zurückholen«. Der Sachbearbeiter schreibt: »(Der Arzt) sieht keinen Grund, das Kind den Eltern vorzuenthalten (es gibt viele alkoholisierte Mütter).« Der Arzt schickt ein Attest an den Sachbearbeiter, in dem mitteilt, der Vater erscheine regelmäßig zur ärztlichen Behandlung, nehme keine Drogen und sei »in der Lage, sich verantwortlich um sein Kind zu kümmern.«

Es gibt eine weitere Beratung. Man schlägt den Eltern einen *FiM*-Einsatz *(Familie im Mittelpunkt)* vor, mit dem sie sich einverstanden erklären. Der zuständige Sachbearbeiter ist dafür, Kevin den Eltern zurückzugeben, weil vor allem beim Vater »Kompetenzen für die Betreuung des Kindes« sieht.

» Anfang Januar 2005 findet eine Konferenz statt, die den Einsatz der *Familie im Mittelpunkt*-Mitarbeiter beurteilen und das weitere Vorgehen festlegen soll. Der Sachbearbeiter stuft die *FiM*-Arbeit als »überwiegend erfolgreich« ein und sieht zu seiner »Zufriedenheit« die »Sicherung des Kindeswohl« als erreicht an.

» Am 4. Februar schreibt Kevins Kinderarzt eine Meldung an das Jugendamt. Er sieht eine akute Gefährdung: Kevin habe abgenommen, sei extrem blutarm und die Familie habe den Kontrolltermin abgesagt. Eine Reaktion des Amtes ist nicht dokumentiert. Der Sachbearbeiter listet zwar am 17. Februar auf, dass er Termine mit den Eltern vereinbart habe, fügt jedoch hinzu, diese seien abgesagt worden. Auf die Idee, bei den Eltern einen Hausbesuch zu machen, kommt er wieder nicht, schreibt stattdessen einen weiteren Brief, in dem er den Eltern mitteilt: »Ich hoffe, Sie sind sich der Gesamtsituation bewusst und werden sich umgehend bei mir melden.« Nach Rückkehr der Mutter aus dem Krankenhaus kann sie sich wieder um Kevin kümmern. Dem Kind geht es besser, und dies teilt der Kinderarzt auch dem Sachbearbeiter mit.

» Am 22. Februar 2005 bekommt der Sachbearbeiter ein Schreiben der Staatsanwaltschaft Bremen, die ein

Ermittlungsverfahren gegen Sandra K. wegen des Vorfalls im November 2004 führt. Er soll Auskunft geben, was vom Amt veranlasst wurde, wie sich die Situation in der Familie darstelle und ob sichergestellt sei, dass Kevin »in der Gegenwart und Zukunft eine angemessene Betreuung« erhalte.

Der Sachbearbeiter antwortet erst knapp vier Wochen später. Der *FiM*-Einsatz sei erfolgreich abgeschlossen worden. Die *Frühen Hilfen* seien »zusätzlich in der Familie tätig«. Er selbst habe Kontakt zu dem Methadon verabreichenden Arzt des Vaters und zum Kinderarzt der Familie. Er schreibt wörtlich: »Laut Aussage des Kinderarztes ist Kevin z. Zt. gut versorgt, die Eltern sind sehr um das Wohl des Kindes bemüht. Dieses ist auch der Eindruck des Unterzeichners (des Sachbearbeiters d. Verf.).«

Die Staatsanwaltschaft sieht nach dieser positiven Schilderung des Sachbearbeiters von strafrechtlichen Sanktionen ab.

» Wahrscheinlich durch die Anfrage der Staatsanwaltschaft erinnert sich der Sachbearbeiter an den vereinbarten Einsatz der *Frühen Hilfen* bei Kevins Familie. Er erkundigt sich danach bei der Organisation und erfährt, der Einsatz finde statt. Wenige Wochen später jedoch wird er informiert, dass der Einsatz abgebrochen werden musste, weil Bernd K. sich wegen einer Bauchspeicheldrüsenentzündung in einer Klinik befinde, und Sandra K. mit Kevin bei ihrer Mutter in Alfeld sei, wo Sandra auch ihr zweites Kind zur Welt bringen wolle. Der Sachbearbeiter prüft die Angaben nicht nach. Er telefoniert lieber. Mitte Juni schreibt er in die Akte, der Mitarbeiter der *Frühen Hilfen* habe »seit längerer Zeit keinen Kontakt zur Familie«.

» Anfang Juni wird der Sachbearbeiter informiert, dass Sandra K. eine Totgeburt hatte. Mitte Juni erscheint Bernd K. im Amt und erklärt, »zur Versorgung seines Sohnes benötige er keine Hilfe« und ab Mitte Juli werde sich die Familie noch einmal zu einer Entgiftung in die Klinik nach Heiligenhafen begeben.

Gleichzeitig wird Bernd K. am 14. Juni 2005 vom Amtsgericht Bremen wegen räuberischen Diebstahls und vorsätzlicher Körperverletzung einer Gesamtfreiheitsstrafe von einem Jahr und sechs Monaten auf Bewährung verurteilt. Eine Reaktion des Amtes darauf erfolgt nicht.

» Am 25. Juli – die Familie ist noch immer in Bremen – bekommt der Sachbearbeiter den Polizeibericht des Vorfalles vom 18. Juli, in dem abschließend steht, dass Bernd K. zu aggressivem Verhalten neige und die Mutter schlage, vor allem wenn er betrunken sei. Ein Telefonat mit Bernd K. wird geführt. Dieser teilt mit, der Konflikt sei behoben. Dabei belässt es der Sachbearbeiter. Ende August ruft Bernd K. erneut an, um mitzuteilen, dass die Entgiftung in Heiligenhafen beendet sei. Die Familie wolle nach Alfeld zur Mutter ziehen.

» Ende Oktober erklärt der Vater dem Sachbearbeiter, die Familie ziehe nach Hildesheim um und dass er Kontakt mit den *Frühen Hilfen* aufnehmen wolle.

» Am 1. November stirbt Sandra K. Kevin kommt erneut ins *Hermann Hildebrand Haus*. Der Sachbearbeiter führt Gespräche. Eine Mitarbeiterin des *Hermann Hildebrand Hauses* teilt ihm mit: »Kind ist sehr retardiert. (Die Mitarbeiterin) hat schlechtes Gefühl, wenn Vater mit dem Kind allein gelassen wird.« Auch Kevins Kinderarzt ist gegen eine Rückgabe des Kindes an den Vater, erinnert an die zurückliegenden Knochenbrüche, die Gewichtsabnahme und die unregelmäßige Teilnahme an den Vorsorgeuntersuchungen. Der Sachbearbeiter schreibt dazu in seiner Akte: »Nachtrag: Das Vorsorgeheft wurde vorschriftsmäßig geführt.« Diese Information hat er nicht selbst herausgefunden, sondern vom Methadon vergebenden Arzt erhalten.

Die Mitarbeiter des *Hermann Hildebrand Hauses* raten eindringlich davon ab, Kevin an den Vater herauszugeben. Kevin sei schwächer und viel kleiner als die anderen Kinder. Er hat in dem Jahr zu Hause gerade mal 500 Gramm zugenommen. Noch immer leide er an alten Knochenbrüchen. Sein kleiner Körper trage Spuren übler Misshandlungen. Auch seine motorische und sprachliche Entwicklung bereitet Sorge. Der Sachbearbeiter notiert, der Leiter sei »entsetzt« darüber, dass das Amt beabsichtigt, Kevin zum Vater zu geben und »wagt« die Einschätzung, den Vater als »erziehungsunfähig« zu bezeichnen. Er merkt darunter noch an: »Woher kennt Herr (...) Herrn (...) so genau???«

Schließlich vereinbart der Sachbearbeiter nach Absprache mit dem Amtsvormund, und nachdem er mit Bernd K.s Mutter telefoniert hat, dass Bernd K. Kevin am 28. November aus dem *Hermann Hildebrand Haus* abholen könne.

Bernd K. holt Kevin zum vereinbarten Zeitpunkt ab. Zu seiner Mutter reist er nicht. Am 9. Dezember beantragt er Reisekosten beim Amt.

» Am 22. Dezember bekommt der Sachbearbeiter Post von der Familienrichterin des Amtsgerichts Bremen, die die Amtsvormundschaft nach Sandra K.s Tod entschieden hat. Sie bittet um nähere Informationen über die gegenwärtige Lebenssituation von Vater und Kind. Der Sachbearbeiter erwidert am 23. Dezember, Vater und Sohn seien während der Feiertage bei den Großeltern in Grünenplan und der Vater beabsichtige, sich in Hildesheim niederzulassen. Weitere Informationen würden folgen. Am 27. Dezember bekommt er eine Mitteilung des Jugendamtes Hannover über den Vorfall vom 26. Dezember auf dem Hauptbahnhof in Hannover. Eine Reaktion des Sachbearbeiters ist nicht dokumentiert.

» Am 19. Januar fragt die Familienrichterin des Amtsgerichts nach: »Ist erkennbar, ob und dass der Vater als verantwortliche Erziehungsperson in Betracht käme? Wo lebt Kevin jetzt eigentlich? Besteht Kontakt zum

Vater oder zu anderen Verwandten?« Der Sachbearbeiter schreibt ihr, Vater und Sohn seien mehrere Wochen bei Bernd K.s Eltern gewesen, momentan halte sich der Vater mit Kevin in Bremen auf. Am 24. Januar gebe es einen Termin mit dem Methadon vergebenden Arzt. Die Richterin fragt kritisch nach. Es habe schon manchen Fall mit drogenabhängigen Eltern gegeben, in denen trotz ärztlicher Kontrolle weiterhin Drogen konsumiert worden seien und fragt nach Beweisen für die Angaben. Der Sachbearbeiter antwortet, der Vater sei wirklich bei seinen Eltern gewesen, er selbst habe mit Bernd K.s Mutter telefoniert.

» Am 25. Januar teilt Bernd K.s Bewährungshelferin dem Amt mit, dass der Vater ein hohes Aggressionspotenzial habe und sie besorgt sei, dass er mit der Versorgung seines Kindes überfordert sei. Eine Reaktion des Sachbearbeiters ist nicht dokumentiert.

» Am 6. Februar teilt der Sachbearbeiter der Familienrichterin mit, dass nunmehr ein Gespräch mit Bernd K. und dessen Methadon vergebenden Arzt stattgefunden habe. Die Richterin antwortete dem Sachbearbeiter am 21. Februar 2006. Sie schreibt ihm, sie wolle nur darauf hinweisen, dass der Methadon vergebende Arzt ihr in einem anderen Fall bestätigt habe, sein Patient sei seit drei Jahren ohne Beigebrauch (zusätzliche Einnahme von Drogen trotz Methadon, d. Verf.); dagegen habe eine Untersuchung durch die Rechtsmedizin ergeben, er habe mehrmals wöchentlich Heroin und Kokain konsumiert. Sie endet: »Ich bitte daher wirklich eindringlich, ein Auge auf Herrn (...) zu haben.«

» Ende Februar soll die Tagespflege für Kevin beginnen. Am 14. März 2006 teilt die Tagespflegemutter dem Sachbearbeiter mit, dass der Vater Kevin nicht mehr vorbeibringe. Der Sachbearbeiter informiert den Methadon vergebenden Arzt und schreibt, dieser werde »morgen« den Vater befragen.

Eine Rückmeldung des Arztes erfolgt nicht.

Nachdem die Tagespflegemutter im weiteren Verlauf Kevins Verletzungen gemeldet hat, telefoniert der Sachbearbeiter mit Bernd K. und schreibt in die Akte, er habe ihm aufgetragen, »umgehend den Kinderarzt aufzusuchen, Kevins verstauchten Fuß untersuchen zu lassen und über den Kinderarzt einen Termin im Kinderzentrum zu organisieren.« Er fügt hinzu: »Ich glaube, wir müssen in der Sache (...) weiterhin sehr aufmerksam sein.« Aus den Akten geht nicht hervor, dass Bernd K. mit Kevin einen Kinderarzt aufgesucht hat. Eine Kontrolle durch den Sachbearbeiter ist ebenfalls nicht dokumentiert.

Es gibt viele Unklarheiten in den Akten des Jugendamtes. Unterschiede zwischen handschriftlichen Protokollen, Berichten an Amtsleiter und Briefen sind nicht erklärbar. Mitteilungen Außenstehender, zum Beispiel des Kinderarztes, werden entweder nicht erwähnt oder nicht beachtet. Die Angaben der Tagesmutter zu den Verletzungen sind in der Akte nicht dokumentiert. Der Sachbearbeiter hat »mehrere unangemeldete Hausbesuche« vermerkt – nachvollziehbar ist nicht ein einziger, nur ein angemeldeter Besuch am 8. Oktober 2004 ist bewiesen. Auch lässt sich nicht herausfinden, welche konkreten Schritte zur Kontrolle der Angaben des Vaters unternommen und wie die in der Akte geforderten Maßnahmen umgesetzt worden sind. Als der Amtsvormund den Sachbearbeiter im Juni 2006 um ein kurzfristiges Treffen bittet, da der Vater nach Angaben des Kinderarztes bereits mehrere Termine zur Untersuchung Kevins versäumt hat, hat der Sachbearbeiter keine Zeit. Seine Behörde zieht gerade um, er habe aber mit Bernd K. telefoniert. Drei Wochen später scheint eine Besprechung erst einmal nicht mehr nötig. Der Sachbearbeiter hat seinen Angaben nach mit Bernd K. und mit dem Methadon vergebenden Arzt telefoniert. Im Juli – da ist Kevin schon längst tot – schreibt er, der Vater mache einen »ausgeglichenen Eindruck«. Er selbst habe als Fallmanager weiterhin Kontakt zu den *Frühen Hilfen* und auch zum substituierenden Arzt, der ihn bei irgendwelchen Auffälligkeiten umgehend informieren werde.

Ansonsten könne die momentane Situation »den Umständen entsprechend als zufriedenstellend« bezeichnet werden.

Sämtliche Strafanzeigen und Mitteilungen der Polizei, Anfragen der Staatsanwaltschaft und des Familiengerichts werden hinhaltend oder nichtssagend beantwortet. Zum Teil stellt der Sachbearbeiter die Dinge auch beschönigend dar.

Eine kritische Distanz zum Methadon vergebenden Arzt fehlt völlig, insbesondere, nachdem die Familienrichterin den Sachbearbeiter in ihrem Schreiben auf die »Kompetenz« des Arztes hingewiesen hat.

Die Dokumentation endet mit der Feststellung, dass Kevins Tod hätte verhindert werden können. Ulrich Mäurer schreibt hierzu:

> » »(...) Es gab zahlreiche Hinweise unterschiedlicher Stellen, dass zu mehreren Zeitpunkten seit der Geburt des Kindes erhebliche Gefährdungslagen bestanden.
> » Es gab ausreichende Informationen über die Vorgeschichte der Eltern und ihre konkrete Situation (wirtschaftliche, gesundheitliche, psychische und familiäre Situation).
> » Es gibt ausreichende Kontroll-, Reaktions- und Eingriffsmöglichkeiten bei Gefahren für das Kind.
> » Der festgestellte Sachverhalt ergibt dem gegenüber, dass weder die inhaltlichen Vorgaben hinreichend berücksichtigt noch das vorgeschriebene Verfahren eingehalten worden ist. In der Folge sind die Gefährdungslagen nicht erkannt oder falsch eingeschätzt worden und darauf beruhend falsche Entscheidungen getroffen oder notwendige Entscheidungen nicht getroffen worden.«

Einzelfälle?

Im Februar 2004 wird im schleswig-holsteinischen Hanerau-Hademarschen ein knapp einjähriges Baby tot aufgefunden – völlig abgemagert und verwahrlost. Die Obduktion bringt Gewissheit: Der elf Monate alte Lukas ist an chronischer Unterernährung, die wahrscheinlich über Monate andauerte, gestorben. Seine zwei Jahre alte Schwester ist hingegen» gesund und wohlgenährt«. Die Eltern geben an, mit zwei Kindern überfordert gewesen zu sein, die im Haus lebenden Großeltern wollen vom bedrohlichen Zustand des Babys nichts mitbekommen haben. Dem zuständigen Jugendamt sind die Eltern nicht bekannt. Die Behörde wird erst nach dem Tod des kleinen Lukas hinzugezogen. »Der Fall macht uns sprachlos«, erklärt der Leiter des Jugendamtes und fügt hinzu, dieser Fall sei die »absolute Ausnahme«.

Er appelliert an hilflose Eltern und an mögliche Beobachter, sich an das Jugendamt zu wenden, bevor es zu spät sei. Hilfe funktioniere nur, wenn die Betroffenen die Unterstützung auch annehmen wollten. Anderen erscheint diese Ansicht kurzsichtig. Die Hilfe des Jugendamtes muss auch dann gewährleistet werden, wenn Eltern diese nicht akzeptieren wollten.

Die Eltern des kleinen Lukas werden zu mehrjährigen Haftstrafen verurteilt, der Vater muss für sechs Jahre und vier Monate hinter Gitter; die 21 Jahre alte Mutter bekommt fünf Jahre Jugendstrafe. Auch der Großvater des Babys wird wegen Körperverletzung mit Todesfolge schuldig gesprochen. Die Richter verhängen eine 21-monatige Bewährungsstrafe.

Im Juni 2004 entdecken Ermittler in Cottbus die Leiche des sechsjährigen Dennis in der Kühltruhe seiner Eltern. Sie lag zweieinhalb Jahre lang dort. Das Kind verhungerte, verwahrlost und vereinsamt, zahlreiche Spuren früherer Misshandlungen werden von den Rechtsmedizinern gefunden. Dem Gutachten zufolge ist Dennis an Auszehrung durch extremen Energie- und Eiweißmangel gestorben. Die Leiche des stark ausgezehrten Sechsjährigen wiegt deutlich weniger als zehn Kilogramm – normal ist in diesem Alter ein Gewicht von 20 bis 25 Kilogramm.

Schon Jahre vor seinem Tod haben die Eltern den kleinen Dennis nur unzureichend ernährt. Etwa ein Jahr vorher – so wird es im Prozess deutlich – beginnt die Mutter damit, den Jungen mit einem Bademantelgürtel ans Bett zu fesseln, manchmal tage- und nächtelang. Nachdem Dennis gestorben ist, leben die Eltern mit sieben weiteren Kindern neben der in der Kühltruhe versteckten Leiche einfach weiter. Sie kassieren außerdem noch bis zum Auffinden der Leiche Kindergeld.

Erst im Juni 2004 entdecken Polizisten das mumifizierte Kind. Das Jugendamt hat sich endlich entschlossen, den seit drei Jahren schulpflichtigen Jungen zu suchen. Den Behörden hatte die Mutter vorher auf Nachfragen immer wieder erklärt, Dennis könne wegen seiner Zuckerkrankheit nicht eingeschult werden. Dem Gutachten nach starb der Junge um Weihnachten 2001.

2006 werden die Eltern wegen Mordes zu lebenslangen Haftstrafen verurteilt. Ihre Anwälte legen kurz darauf Revision ein. Der Bundesgerichtshof wandelt das Urteil im September 2007 in Totschlag um. Die Strafe von Dennis' Mutter wird auf 13 Jahre verkürzt, die des Vaters auf elf.

Im Januar 2005 findet in Düsseldorf eine Zwangsräumung statt. Im Rahmen dieser Maßnahme schaltet sich auch das Jugendamt ein. Es vermisst die dreijährige Tochter der Wohnungsinhaberin. Die kleine Pervin ist scheinbar verschwunden. Bei Nachforschungen stellt sich heraus, dass das Kleinkind im Oktober 2002 gestorben ist. Die Mutter war nicht mit ihm zum Arzt gegangen, weil sie keine Krankenversicherung hatte. Die Dreijährige verhungert und verdurstet in der Wohnung, die Mutter zerstückelt das tote Kind und deponiert die Teile in Kisten auf dem Balkon, wo sie über zwei Jahre bleiben. Nach dem Räumungsbescheid entsorgt sie die Leichenteile – sie werden nie gefunden. Um den Verdacht von sich abzulenken, erstattet die Mutter eine Vermisstenanzeige.

Der Vater, der ebenfalls in der Wohnung lebt, will von alledem nichts mitbekommen haben – er sei immer »zu spät abends« von der Arbeit gekommen, auch will er die Kleine nach ihrem Verschwinden nie vermisst haben.

Erst vor Gericht kommen nach und nach die grausigen Details ans Licht. Die Mutter flüchtet sich zuerst in Teilgeständnisse, leugnet ihre Schuld am Tod der Tochter, verharmlost das Geschehen, bis sie schließlich alles gesteht.

Das zuständige Jugendamt hatte Kontakt zu der Familie. Das Verschwinden des Mädchens bemerkten die Mitarbeiter nicht. Der Jugendamtsleiter sieht im Nachhinein keine Versäumnisse. Trotz mehrfacher Hinweise aus der Nachbarschaft auf ein weinendes Kind im Haus oder darauf, dass auch Pervins Schwester geschlagen wird, kann das Amt »keinen

Kontakt zur Familie« herstellen. Eine andere Nachbarin alarmiert sogar die Polizei. Diese verweist ans Jugendamt, denn die Polizei greift nur ein, wenn einem Kind akut Gefahr droht. Im März 2006 wird Pervins Mutter zu sieben Jahren Haft wegen Totschlags durch Unterlassen verurteilt.

Im Jahr 2005 erstickt die sieben Jahre alte Jessica in Hamburg an ihrem Erbrochenen. Ihre Eltern hatten sie jahrelang in einem Zimmer der Wohnung eingesperrt, die Fenster verschraubt, die Scheiben mit lichtundurchlässiger Folie beklebt, das Licht abgeschaltet und die Heizung abgedreht. Sie durfte nicht auf die Toilette gehen, Spielzeug besaß sie keines. Als man das Mädchen im März 2005 findet, ist sie tot. Jessica wiegt bei ihrem Auffinden gerade noch 9,6 Kilogramm.

Das Jugendamt hatte zwar ein Bußgeldverfahren gegen die Eltern eingeleitet, weil diese ihre Tochter nicht zur Schule angemeldet hatten, weitere Maßnahmen jedoch unterlassen; und auch nichts unternommen, nachdem das Mädchen nicht zur Einschulung erschienen war. Der zuständige Schulleiter, der Jessicas Eltern insgesamt dreimal angeschrieben hatte, meldet das Fernbleiben des Mädchens der Regionalen Beratungs- und Unterstützungsstelle der Hamburger Schulbehörde. Die Behörde versucht daraufhin, Jessicas Eltern zu »erreichen«. Dazu klingeln Mitarbeiter insgesamt dreimal an der Tür und gehen unverrichteter Dinge wieder, nachdem niemand öffnet. Briefe an die Eltern werden nicht beantwortet. Die Nachbarn können keine Auskunft geben – sie haben Jessica nie gesehen. Daraufhin verhängt die Schulbehörde ein Bußgeld wegen Schulpflichtverletzung. Auch darauf reagieren die Eltern nicht, auch nicht auf zwei nachfolgende Mahnungen. Die Schulbehörde stellt im Anschluss daran ihre Bemühungen ein. Man nimmt einfach an, dass die Familie fortgezogen sei.

Nach dreimonatiger Gerichtsverhandlung werden Jessicas Eltern im November 2005 zu lebenslangen Freiheitsstrafen wegen Mordes verurteilt. Die Revision beim Bundesgerichtshof, die der Verteidiger der Mutter gegen das Urteil einlegt, wird im Oktober 2006 verworfen.

Im Frühjahr 2006 entdecken Ermittler die stark verweste Leiche des zweijährigen Benjamin-Pascal in Schlagenthin in

Sachsen-Anhalt auf dem Grundstück der Eltern in einer Mülltonne.

Eine Ärztin hat die Polizei alarmiert. Sie hat bei einem anderen Kind der Familie, dem einjährigen Constantin, deutliche Spuren von Vernachlässigung festgestellt: Wundstellen im Windelbereich, fehlendes Unterhautfettgewebe, Mangelernährung, Erfrierungen an den Füßen und Läusebefall, zudem ist der Kleine total verschmutzt. Das Kind muss stationär ins Krankenhaus aufgenommen werden. Als die Polizei nach diesem Hinweis die Familie aufsucht, bemerkt sie, dass eines der sechs Kinder fehlt. Nach zahlreichen Ausreden gesteht die Mutter, dass Benjamin-Pascal schon vor längerer Zeit gestorben sei. Er habe nichts mehr essen wollen, worauf sie ihn mit Zwang »gefüttert« habe. Daraufhin muss er wohl, so die Mutter, an seinem Erbrochenen erstickt sein. Die Obduktion ergibt als Todesursache Unterernährung. Anzeichen von Gewalt hingegen können die Rechtsmediziner nicht feststellen.

Die Eltern sind den Behörden bestens bekannt. Schon 2000 – da wohnte die Familie noch in Dessau – war die Mutter wegen Misshandlung von Schutzbefohlenen angeklagt worden, nachdem bei einer ärztlichen Untersuchung der Kinder Unterernährung und Entwicklungsrückstände festgestellt werden. Die Jugendstrafkammer des Dessauer Amtsgerichts fällt ein mildes Urteil: Die Mutter muss sechs Monate lang mit dem örtlichen Jugendamt kooperieren. 2001 erstattet das Jugendamt in Dessau Anzeige wegen Kindesmisshandlung und beantragt die Entziehung des Sorgerechts. Das Gericht kann dem nicht folgen, entscheidet stattdessen, eine nochmalige Erziehungshilfe anzuordnen.

Im Oktober 2003 beginnt die *Sozialpädagogische Familienhilfe*. Anfangs kooperiert die Mutter. Sie möchte unter anderem lernen »wie man mit Kindern spielt«. Kurz darauf jedoch verweigern die Eltern der Familienhelferin den Zugang zu den Kinderzimmern, schließlich lassen sie die Frau gar nicht mehr ins Haus. Die Zusammenarbeit wird beendet.

Mitarbeiter des Jugendamtes kommen weiterhin ab und zu zu Hausbesuchen vorbei, manchmal lässt der Vater sie herein, manchmal wehrt er die unerwünschten Besucher schon an der Tür ab.

Im Juli 2004 sieht das Jugendamt die Kinder derart gefähr-det, dass es beim zuständigen Familiengericht einen Antrag auf »Entzug des Aufenthaltsbestimmungsrechtes der Eltern« stellt. Falls diese Maßnahme nicht angeordnet werden kann, soll wenigstens ein Gutachten zur »Frage der Erziehungsfähig-keit der Kindeseltern« erstellt und die Übernahme der Gesund-heitsvorsorge durch das Jugendamt angeordnet werden.

Die Richterin befürwortet den Antrag nicht. Der Eingriff inselterliche Sorgerecht sei schließlich eine schwerwiegende Maßnahme. Die Erstellung eines Gutachtens will sie »prüfen«. Die Prüfung dauert mehr als zehn Monate. Das Jugendamt schreibt in dieser Zeit mehrfach an das Gericht, informiert die Richterin über Fehlzeiten der Kinder in Schule und Kita und über die fehlende Bereitschaft der Eltern, Hilfe anzunehmen.

Niemandem fällt auf, dass die Familie im August 2005 beim Umzug von Stresow ins benachbarte Schlagenthin sechs Kin-der am früheren Wohnort abmeldet, aber nur fünf am neuen Wohnort wieder anmeldet. Benjamins Leiche, die die Eltern bis dahin auf dem Dachboden versteckt hatten, nehmen sie mit und deponieren sie auf dem Grundstück in Schlagenthin in einer Kunststofftonne. Die Mutter gibt später an, sie habe geplant, das tote Kind zu begraben, sobald es skelettiert gewe-sen sei.

Das Gutachten, das vielleicht das endlose Leid mehrerer Kinder hätte unterbinden können, liegt erst im Februar 2006 vor. Allerdings hält es die Eltern nicht für »erziehungsunfä-hig«. Der Fall wird lediglich als »grenzwertig« eingestuft. Da ist Benjamin-Pascal schon gestorben.

Im November 2006 werden Benjamin-Pascals Eltern zu vier-einhalb Jahren Haft wegen Misshandlung Schutzbefohlener verurteilt. Eine Anklage wegen Totschlags musste das Gericht fallenlassen, weil die Todesursache des Zweijährigen durch die Rechtsmediziner nicht mehr genau feststellbar war.

Im Dezember 2006 verdurstet der knapp zehn Monate alte Leon aus Sömmerda in Thüringen. Die Leiche wird gefunden, weil das Jugendamt ihn und seine Schwester in Obhut nehmen will. Da niemand die Tür öffnet, verständigen die Mitarbeiter die Polizei, welche die Tür aufbricht und den grausigen Fund macht. Die Mutter hat Leon gemeinsam mit seiner zwei Jahre alten Schwester Lena vier Tage lang allein in der Wohnung zurückgelassen. Die Schwester kann in letzter Minute gerettet werden.

Die Mutter ist zu dem Zeitpunkt nicht zu Hause. Sie wird noch am selben Abend bei einer Freundin festgenommen.

Nach Angaben der Wohnungsgesellschaft lebt die Mutter seit November 2004 mit ihrem Ehemann in einer Dreizimmerwohnung. Anfang August ziehen sie in eine Vierzimmerwohnung um, nur einen Monat später verlässt der Mann die Familie. Anfang November 2006 informiert eine Nachbarin das Jugendamt: In der Nachbarwohnung würde ständig ein Baby schreien, es brenne nie Licht, die Mutter sei nie zu Hause. Die Behörde vereinbart für Mitte November einen Gesprächstermin. Im Ergebnis wird festgestellt, dass die Kinder keine Spuren körperlicher Misshandlung zeigten, die Frau sich jedoch nach der Trennung von ihrem Mann überfordert fühlt.

Schon seit Monaten hat die Mutter keine Miete bezahlt und die Energiekosten ebenfalls nicht. Auf Mahnungen reagiert sie nicht, öffnet nicht die Tür. Am 6. November wird der Strom abgestellt. Kein Licht mehr, kein Kühlschrank. Das Jugendamt bemerkt davon nichts.

Zu den nach dem Gespräch vereinbarten Untersuchungen der Kinder erscheinen die drei nicht. Ende November beantragt das Jugendamt beim Familiengericht, die Kinder dem Vater zu übergeben.

Zu dem anberaumten Gerichtstermin tauchen jedoch weder Mutter noch Vater auf. Die Behörde beschließt daraufhin, die Kinder in ein Heim zugeben. Zwei Tage später folgt das Gericht der Empfehlung. Da ist Leon schon verdurstet.

Im September 2007 wird Leons Mutter wegen Mordes, versuchten Mordes, gefährlicher Körperverletzung und Misshandlung von Schutzbefohlenen zu 14 Jahren Gefängnis verurteilt. Das Gericht geht damit noch über den Antrag der Staatsanwaltschaft hinaus.

Im Frühjahr 2007 verhungert und verdurstet die 14 Monate alte Jacqueline im hessischen Bromskirchen.

Die Mutter bringt das Mädchen noch selbst zu einer Ärztin, doch da ist die Kleine bereits tot. Das Kind sieht aus wie ein Greis, ist bis auf die Knochen abgemagert, wiegt nur noch sechs Kilogramm, etwa halb so viel wie in diesem Alter üblich. Beide Eltern sind drogensüchtig. Schon seit Januar kümmert sich die Mutter kaum noch um ihr Kind. Ab Anfang März 2007 bekommt Jacqueline nichts mehr zu essen und zu trinken, so wird es später deutlich. Der Vater sieht dem Ganzen teilnahmslos zu. Die Mutter sagt vor Gericht, dass sie nicht realisiert habe, wie ihr Kind in einen lebensbedrohlichen Zustand geriet. Sie habe nach Jacquelines Geburt eine innere Leere gefühlt, sei antriebslos, apathisch und von der Situation überfordert gewesen. Von ihrem Mann habe sie keine Unterstützung bekommen. Im ersten Prozess vor dem Marburger Landgericht werden die Eltern im Januar 2008 zu mehrjährigen Haftstrafen verurteilt: Acht Jahre wegen Totschlags und Misshandlung Schutzbefohlener für die Mutter, drei Jahre und drei Monate wegen Körperverletzung und fahrlässiger Tötung für den Vater.

Die Staatsanwaltschaft, die in beiden Fällen lebenslänglich gefordert hatte, weil die Eltern aus »Desinteresse, Gleichgültigkeit und Gefühllosigkeit« ihre Tochter grausam getötet haben, indem sie die Ernährung und Pflege einstellten, beantragt Revision.

Der Bundesgerichtshof in Karlsruhe gibt dem Antrag statt, weil er die Beweisführung gegen die 23-jährige Hausfrau und den 35 Jahre alten Industriemechaniker für mangelhaft hält, hebt das Urteil im Herbst 2008 als zu milde auf und rügt die Beweisführung der Marburger Richter. Der Fall wird am Landgericht Gießen neu verhandelt. Jetzt müssen sich die Eltern wegen Mordes durch Unterlassen und Misshandlung Schutzbefohlener verantworten. Das Gießener Gericht folgt in seinem Urteil der Forderung der Staatsanwaltschaft und verurteilt die Eltern wegen Mordes zu lebenslänglich.

Im November 2007 wird ein Kind in ein Schweriner Krankenhaus gebracht. Lea-Sophie liegt im Sterben. Sie ist fünf Jahre alt, die Haare sind ihr büschelweise ausgefallen, sie hat überall am Körper offene Wunden, darunter an Gesäß und Rücken kotverschmutzte »Durchliegegeschwüre« bis auf die Knochen, die durch wochenlanges unbewegliches Liegen entstanden sein müssen. Lea-Sophie wiegt gerade mal sieben Kilogramm, soviel wie ein gesundes anderthalbjähriges Kleinkind. Normal für eine Fünfjährige sind etwa zwanzig Kilogramm. Das Mädchen hat in einer Plattenbausiedlung in Schwerin Lankow gelebt. Mit ihren Eltern, ihrem zwei Monate alten Bruder Justin und mehreren wohlgenährten Hunden und Katzen.

Schon kurz nach dem Tod des Mädchens gibt das Jugendamt der Stadt bekannt: »Die Verwaltung hat sich unverzüglich alle ihr vorliegenden Informationen zur betreffenden Familie angeschaut und diese ausgewertet.« Man verweist auf die Vorschriften: »Für den Fall einer möglichen Kindeswohlgefährdung gibt es in der Landeshauptstadt ein geregeltes Verfahren. Nach diesem ist von den Sozialarbeitern des städtischen Jugendamtes auch in dem konkreten Fall gehandelt worden.«

Die Familie ist dem Jugendamt über ein Jahr lang als »auffällig« bekannt. Mitarbeiter sprechen mit Eltern und Großeltern und notieren: Lea-Sophie sei sehr mager, sie habe »Angst«, ihre »sprachliche Entwicklung« sei verzögert, die Eltern hätten ärztliche Untersuchungen versäumt. Die Notizen werden nicht als »gewichtige Anhaltspunkte« für eine weitere Beobachtung eingestuft. Ein Mitarbeiter, der nach einem anonymen Hinweis mit den Eltern spricht, findet den Säugling Justin »gut versorgt«. Lea-Sophie ist scheinbar nicht daheim, sie sei bei Bekannten, sagen die Eltern, damit gibt er sich zufrieden. Zwei Wochen später stirbt Lea-Sophie.

Im Juli 2008 werden die Eltern zu jeweils elf Jahren und neun Monaten Gefängnis wegen Mordes und Misshandlung von Schutzbefohlenen verurteilt.

»Die Spur des Blutes«
Tod auf dem Sofa (Leipzig)

Eine Leiche in der Wohnung

Am Mittwoch, dem 7. April 2010, spricht gegen Mittag ein Mann zwei Polizeibeamte auf dem Hauptbahnhof in Leipzig an. Er hat in einer Wohnung nahe des Hauptbahnhofes einen Toten gefunden. Die Beamten machen sich sofort auf den Weg.

In der Wohnung bietet sich ihnen ein schreckliches Bild. Auf der Couch im Wohnzimmer befindet sich tatsächlich ein Toter. Die Leiche liegt auf dem Bauch, ein Teil des Körpers ist von einer grünen Decke bedeckt, die nackten Beine schauen ab dem Knie hervor. Er trägt einen bordeauxroten Ringelpulli. Auf dem Couchtisch findet sich ein Sammelsurium von Dingen: Ein Glasaschenbecher und eine leere Biertulpe, daneben mehrere Packungen Tempotaschentücher und eine Zeitung, ein elektronischer Wecker, ein angebissenes Brötchen auf einem blauen Plastikbrettchen, eine Gabel und eine Armbanduhr, neben der eine leere Sektflasche liegt.

Unter dem Körper befindet sich eine zerknüllte, blaugraugemusterte Decke, am Kopfende liegt ein glattgezogenes weißes Tuch. Die Fußsohlen – der Tote hat weder Socken noch Hausschuhe an – sind schmutzig, Blutspuren sind jedoch an den Füßen nicht sichtbar.

Der Tote hat Verletzungen im Gesicht. Die Kriminalpolizei entdeckt zudem in der Wohnung blutige Schuhabdrücke. Im Waschbecken liegt ein feuchtes, blutbeschmiertes Handtuch. Sehr schnell steht fest, wer der Tote auf der Couch ist, der 62-jährige Mieter der Wohnung, Lutz P.

Aber was ist geschehen?

Tod auf dem Sofa

Die Kripobeamten informieren die Rechtsmedizin. Diensthabender Rechtsmediziner ist an jenem Tag Dr. Carsten Hädrich. Er nimmt im Auftrag der Kriminalpolizei die rechtsmedizinische Leichenschau vor Ort vor, untersucht den Toten und fotografiert vorhandene Blutspuren.

Folgende Ergebnisse hält er fest:

» »Leichnam in Rechts- / Bauchseitenlage auf einer Schlafcouch liegend, mit einer Bettdecke teilweise abgedeckt (...).
» Im Bereich des Schlafsofas zahlreiche angetrocknete Blutspritzspuren an Wand und Mobiliar, Blutschleuderspuren auch an der Zimmerdecke.
» Vor dem Sofa eine ca. 30 cm im Durchmesser messende Blutlache auf dem Fußbodenbelag.
» Angetrocknete blutige Schuhsohlenabdrücke auf dem Teppich sowie im Badezimmer (...).
» Leichenstarre um 15.00 Uhr in allen Gelenken kräftig ausgeprägt.
» Totenflecke gering ausgebildet, entsprechend der Auffindesituation angeordnet, von blauvioletter Farbe, fixiert, auf Fingerdruck kaum wegdrückbar.
» Rektaltemperatur um 15.15 Uhr 29,9 °C bei Raumtemperatur 18,5 °C (...)«

Die Untersuchungen am Fundort der Leiche dienen unter anderem auch der Feststellung des Todeszeitpunktes. Hierzu wird die Leichenstarre beurteilt. Leichenstarre, auch Totenstarre, lateinisch »rigor mortis«, tritt ein, weil die Muskeln nach dem Tod nicht mehr mit Sauerstoff und Traubenzucker versorgt werden und sich dadurch versteifen. Sie ist abhängig von der Umgebungstemperatur. Je wärmer es ist, umso schneller läuft der Prozess ab. Bei Zimmertemperatur beginnt sie etwa ein bis zwei Stunden nach Eintritt des Todes zuerst an den Augenlidern, dann folgen die Kaumuskeln und die kleinen Gelenke. Die Starre setzt sich halsabwärts über den Nacken nach unten fort. Nach sechs bis zwölf Stunden ist sie im gesamten Körper ausgeprägt. Nach etwa 24 bis 48 Stunden verschwindet die Starre wieder, weil nun Zersetzungsprozesse ablaufen, die sie aufheben.

Die ausgeprägte Leichenstarre in den Gelenken des Leipziger Toten deutet darauf hin, dass er etwa seit sechs bis zwölf Stunden tot ist.

Totenflecke(n) nennt man blauviolette Verfärbungen der Haut. Sie entstehen durch die Schwerkraft. Das Herz pumpt das Blut nicht mehr durch die Adern, es sinkt in tiefer gelegene Teile der Leiche ab und bildet dort die Totenflecke. Nach etwa sechs Stunden kann die Lage dieser Flecken nur noch teilweise verändert werden, nach etwa zwölf Stunden gar nicht mehr. Bei dem Toten auf der Couch finden sie sich »entsprechend der Auffindesituation«. Daraus kann man schließen, dass die Lage der Leiche im Zeitraum nach Eintritt des Todes nicht mehr verändert wurde.

Um weitere Untersuchungen durchführen zu können, wird die Leiche nun ins rechtsmedizinische Institut in der Johannisallee in Leipzig gebracht. Die Sektion soll Todesursache, Todeszeitpunkt und Todesmechanismus klären. Außerdem werden Spuren an der Leiche gesichert und fotografiert, der Blutalkoholgehalt bestimmt und verschiedene Laboruntersuchungen in Auftrag gegeben.

Die Obduktion findet noch am gleichen Abend statt. Um 18.30 Uhr beginnt Dr. Hädrich mit der Sektion. Zwei Kollegen, eine Sektionsassistentin und auch die zuständige Oberstaatsanwältin und die Kriminalkommissarin sind anwesend.

Im Ergebnis formuliert der Rechtsmediziner seine Befunde. Zuerst findet die »Äußere Besichtigung« statt, Ernährungs- und Pflegezustand werden beurteilt, Größe und Gewicht festgestellt.

Die Zeichen des Todes sind:

» »Gering ausgeprägte fleckförmige, teils konfluierte (zusammengelaufene, d. Verf.) bläulichviolette Totenflecke an der Körpervorderseite entsprechend der Auffindesituation (Bauch-/Rechtsseitenlage).
» Totenflecke auf Daumendruck nur gering abblassbar (verblassen nicht bei Druck von außen, d. Verf.)
» Totenstarre in den großen und kleinen Gelenken ausgeprägt.«

Die äußere Besichtigung ergibt bereits zahlreiche Anzeichen für einen gewaltsamen Tod. Die Haut von Gesicht, Hals und Dekolleté ist bläulich gefärbt und aufgedunsen. Am Kopf finden sich mehrere Hautabschürfungen, Blutergüsse, kräftige Einblutungen am linken Augenlid und in den Bindehäuten des Augapfels, zudem sind die Augenlider stark geschwollen und braun-violett gefärbt. Das Nasengerüst, also die inneren knorpeligen und knöchernen Strukturen der Nase, sind »widernatürlich beweglich«. Das bedeutet, dass hier eine Kraft von außen eingewirkt hat, die das Nasengerüst beschädigt hat. Beim Betasten des Mittelgesichtes kann der Rechtsmediziner »Knochenreiben« links über dem Jochbein auslösen. Das sogenannte Knochenreiben entsteht, wenn das feste Gefüge der Knochen durch Gewalt zerstört wurde und sich knöcherne Teile unter der Haut gegeneinander bewegen lassen.

Ober- und Unterlippe des Toten sind deutlich geschwollen, im Mund finden sich zudem Zerreißungen der Weichteile und Verletzungen der Schleimhaut. Die rechte Gesichtsseite weist einen großen Bluterguss nach hinten bis zur Ohrmuschel und nach vorn bis zur Nase auf. Beide Ohren sind verletzt, teilweise löst sich die Haut vom Knorpel, teils ist der Ohrknorpel zerbrochen und die Haut zerrissen.

Genau wie am Schädel ist auch am Brustkorb bei Betasten Knochenreiben auslösbar. Auch hier finden sich Blutergüsse in der Haut, genau wie an den Rippen, am linken Unterarm, am Zeigefinger, an der Innenseite des Oberschenkels und am Knie.

Als nächstes folgt die »Innere Besichtigung«. Dazu wird zuerst der Rücken schichtweise präpariert. Hier findet Dr. Hädrich mehrere Verletzungen: Einblutungen durch zerstörte Blutgefäße im linken hinteren Rippenbereich, am Unterrand des rechten Schulterblattes und am Kreuzbein.

Danach sind die Arme dran. An beiden Ober- und Unterarmen finden sich Einblutungen des Unterhautfettgewebes, die zu den bei der äußeren Besichtigung festgestellten Blutergüssen passen. Das Gleiche trifft auf beide Beine zu.

Am Schädel stellt der Rechtsmediziner Einblutungen an der Innenseite der Kopfschwarte – das ist die feste Bindegewebshülle über dem Schädeldach – und auch an beiden Schläfenmuskeln fest. Auch hier stimmen äußere und innere Verletzungen überein. Beim Gehirn selbst sind Bereiche wie zum Beispiel die äußere Hirnrinde blassgrau-bläulich gefärbt. Dies wird »Zyanose« genannt und deutet auf Sauerstoffmangel im Gewebe hin.

Am Hals befinden sich vorn und auch an den Seiten Einblutungen, ebenso an der Zungenspitze. Bei der Untersuchung des Brustkorbes finden sich in der linken Brustkorbhöhle etwa 200 Milliliter flüssiges Blut.

Nachdem alle inneren Organe begutachtet und gewogen wurden, nimmt sich der Rechtsmediziner das Skelett vor. Zahlreiche Brüche beweisen auch hier die Gewalteinwirkung: Die fünfte bis achte linke Rippe sind gebrochen, die Bruchenden durchspießen das umgebende Gewebe, darunter den linken Lungenflügel. Am Schädel gibt es einen Dreifachbruch des linken Jochbeins und einen Abriss des knorpeligen Nasenskeletts vom knöchernen Teil.

Im vorläufigen Gutachten werden die Ergebnisse der Obduktion zusammengefasst. An der Leiche finden sich »Zeichen mehrfacher, mehrzeitiger (zu verschiedenen Zeiten zugefügter, d. Verf.) stumpfer Gewalteinwirkung«, hinzu kommen »Zeichen der oberen Einflussstauung und des Sauerstoffmangels«, damit sind die Blutstauung und das aufgedunsene Gewebe im Kopf-, Hals- und Dekolletébereich gemeint, sowie die Punktblutungen der Augenbindehäute und die Blaufärbung des Gehirns und der Nagelbetten.

Es gibt mehrere Todesursachen: zum einen das Hirnödem – so nennt der Fachmann die Schwellung des Gehirns mit

Ansammlung von Flüssigkeit, hervorgerufen durch Gewalteinwirkung; zum anderen der Hämatopneumothorax links, damit meint man die Verletzung des Brustkorbes mit Eindringen von Luft und Blut; und Polytraumata – das sind die zahlreichen Verletzungen unter anderem an den Knochen.

Dr. Hädrich schreibt in seinem Gutachten:

»Bei der Sektion des 61 Jahre alt gewordenen Mannes fanden sich Zeichen mehrfacher und mehrzeitiger stumpfer Gewalteinwirkung, vor allem gegen Kopf und Brustkorb links, welche zum Tod geführt haben. (...) Die Rippenbrüche können z. B. durch einen Tritt gegen den liegenden Mann verursacht worden sein und wurden mindestens 30 Minuten, maximal wenige Stunden überlebt. Aufgrund der massiven Kopfverletzungen kam es zusätzlich zu einem erheblichen Blutverlust und zu einer traumatischen Schädigung des Gehirns mit Ausbildung einer hochgradigen Flüssigkeitsvermehrung (Hirnödem). Als mögliche Hinweise für einen zentralen Tod mit einem Krampfanfall fanden sich eine Einblutung der Zungenspitze (wie nach Zungenbiss) sowie Zeichen des Kot- und Urinabgangs.

Herr (...) verstarb in Folge der massiven mehrfachen Gewalteinwirkung, es handelt sich um einen nicht-natürlichen Tod. Die Rippenbrüche und insbesondere die Kopfverletzungen sind (...) mit hoher Wahrscheinlichkeit nur durch Fremdeinwirkungen zu erklären. Als Verletzungsursache kommen dabei Tritte mit dem beschuhten Fuß und / oder Schläge sowohl mit der Faust als auch mit einem stumpfen / stumpfkantigen Gegenstand in Frage.

Die feingeweblichen Untersuchungen ergaben, dass die o. g. Gewalteinwirkungen zeitnah vor Todeseintritt beigefügt worden sind und ca. 30 Minuten bis wenige Stunden überlebt wurden.

Aufgrund der Blutspuren am Auffindeort (Sofa) ist davon auszugehen, dass hier die blutenden Kopfverletzungen beigebracht worden sind. Der Nachweis von Schleuder- und Spritzspuren neben und über dem Sofa (an der Decke) spricht dabei für die mehrmalige Verwendung eines Schlagwerkzeuges. (...) Anhand der Leichenschaubefunde vor Ort wurde die Sterbezeit auf den 07.04.2010, zwischen ca. 1.00 und 5.00 Uhr geschätzt.«

Gesonderte Gutachten ergeben, dass der Mann vor seinem Tod keinen Alkohol getrunken hatte, auch fanden sich keine Spuren von Giften oder Betäubungsmitteln im Blut.

Damit ist geklärt, woran Lutz P. gestorben ist – aber wer hat dem Mann all diese Verletzungen zugefügt?

»Ein paar auf die Lichter«

Schnell gibt es einen Verdächtigen. Es ist der Mann, der die Leiche gefunden und die Polizisten angesprochen hat: Andreas W. Er hat monatelang bei seinem »Kumpel« Lutz gewohnt. Andreas W. trinkt gern. Und er ist wegen verschiedener Gewaltdelikte vorbestraft.

Lutz P., 61 Jahre alt, Invalidenrentner und schwer gehbehindert, ist, als er seinen späteren Mörder kennen lernt, vereinsamt und kann seinen Alltag nur schwer meistern. Er trifft Andreas das erste Mal im Leipziger Hauptbahnhof. Der 45-Jährige ist zu dem Zeitpunkt obdachlos und campiert in Abrisshäusern.

Lutz P. nimmt Andreas bei sich auf – der Arbeitslose versorgt ihn im Gegenzug mit Lebensmitteln und Alkohol. Doch schon bald zeigt Andreas W. sein wahres Gesicht. Zeugen berichten, dass er den Invalidenrenter schlägt und ihm Geld stiehlt.

Schon bei ersten Angaben dazu, wie er den Toten entdeckt hat, verwickelt sich Andreas W. in Widersprüche, auch Zeugen aus dem Umfeld der beiden Männer belasten ihn. Noch am gleichen Abend wird er dem Haftrichter vorgeführt und wegen Mordverdachts in Untersuchungshaft genommen. Man verhört ihn. Bei seiner ersten Zeugenvernehmung schildert der Verdächtige, dass er seinen Kumpel Lutz am 3. April besucht hat. Dieser hätte ihm erzählt, dass er »ein paar auf die Lichter« bekommen habe. Andreas W. will ein blaues Auge und eine Platzwunde auf dem Kopf gesehen haben und ist seiner Schilderung nach ins Bad gegangen, um ein Handtuch zu holen.

Dort habe er dann Blut auf dem Fußboden gesehen. Auch das Handtuch sei schon voller Blut gewesen.

Die Widersprüche in seinen Angaben fallen schnell ins Auge. Blutspuren und Verletzungen des Toten waren frisch, können also nicht schon am 3. April entstanden sein.

Zu diesen Unstimmigkeiten befragt, »erinnert« sich der Verdächtige nun, dass er auch am 7. April noch einmal bei Lutz in der Wohnung war. Er erzählt:

> »Ich bin durch den Flur in Richtung Wohnraum gegangen. Hier sah ich Blut auf dem Fußboden. Meiner Meinung nach war es frisches Blut. Ich bin reingetreten. Im Wohnzimmer sah ich auf der Couch den Lutz liegen. Er war bis über den Kopf zugedeckt mit einer Decke. (...) Ich habe die Decke angefasst und habe sie von seinem Körper heruntergezogen. Ich sah, dass der Lutz auf dem Bauch lag und auf der Couch war Blut. Er selbst lag mit dem Kopf, dem Gesicht nach unten, in seinem Blut. (...) Am Körper habe ich den Lutz an seinem Pullover im Bereich der Schulter angefasst. Ich habe ihn gerüttelt. Da er nicht reagierte, habe ich ihn dann am rechten Fuß im Bereich der Zehen angefasst. (...) Ich habe dann die Wohnung verlassen, weil ich die Rettungskräfte rufen wollte.«

Aussagen zum Tatvorwurf macht Andreas W. nicht. Er will Lutz P. nicht umgebracht haben und hat auch angeblich keine Ahnung, was passiert sein könnte.

Jetzt müssen Fachleute herausfinden, was geschehen ist. Nachdem die Spurensicherung die Wohnung tagelang gründlich durchsucht hat, wird Dr. Carsten Hädrich noch einmal im Auftrag der Staatsanwaltschaft hinzugezogen, um ein Blutspurengutachten zu erstellen. Am 20. April untersucht der Rechtsmediziner im Beisein von Beamten der Kriminalpolizei und des zuständigen Staatsanwaltes die Wohnung von Lutz P. Er soll ein rechtsmedizinisches Gutachten zur Auswertung und Interpretation der Blutspuren in der Wohnung des Toten erstellen. Die Staatsanwaltschaft erhofft sich dabei Aufklärung über:

» Entstehungsmechanismus der Spuren,
» Anzahl der verursachenden Handlungen,
» Position der blutenden Person und
» die Täter-Opfer-Position.

Können Blutspuren einen Mord beweisen?

In der Rechtsmedizin müssen manchmal die Beweise sprechen, wenn der Täter schweigt, oder es keine Zeugen für begangene Verbrechen gibt. Wenn bei Körperverletzungen oder Tötungsdelikten Blut fließt, wenn Opfer oder auch Täter Wunden davontragen, dann finden die Ermittler Blutspuren.

Die »Blutspurenmusteranalyse« kann einen wichtigen Beitrag zur Rekonstruktion des Tatherganges leisten. Hierzu gehören Vorproben, die beweisen, dass es sich tatsächlich um menschliches Blut handelt, das Sichtbarmachen von »verborgenen« Blutspuren, wenn zum Beispiel versucht wurde, diese im Nachhinein zu beseitigen und die Erfassung, Beschreibung und Interpretation einzelner Blutspuren oder Blutspurmuster.

Der Rechtsmediziner unterscheidet z. B.:

» Tropf- oder Spritzspuren,
» Beschleunigungsspuren, Schleuderspuren und Schlagspuren,
» Ausatemspuren und
» Kontaktspuren.

Tropf- oder Spritzspuren sind oft »passive Blutspritzer«. Sie entstehen, wenn die Schwerkraft auf das Blut einwirkt. Das können einzelne, herabtropfende Blutstropfen sein oder Blutlachen, deren Form sich nach dem Bewegen einer Leiche verändert.

Beschleunigungsspuren, Schleuderspuren und Schlagspuren entstehen, wenn das austretende Blut durch einwirkende Kräfte in Bewegung versetzt wird. Dies kann durch Waffen, zum Beispiel mehrfache Schläge mit einem zunehmend blutigeren Gegenstand, passieren. Auch ein Opfer, das sich wehrt, versetzt das austretende Blut in Bewegung und erzeugt so Blutspritzer.

Atmet oder hustet ein Opfer Blut nach inneren Verletzungen aus, entstehen die »Ausatemspuren«. Kontaktspuren bilden sich durch Übertragung des austretenden Blutes auf den Täter oder Gegenstände der Umgebung.

Oft kann man vom Aussehen der Blutspritzer und dem Ort, an dem sie sich befinden, auf ihre Entstehung schließen, also auf die Beschaffenheit der Blutungsquelle, aber auch auf die Position der Blutungsquelle oder auf die Art der Gewalteinwirkung; manchmal auch auf die Anzahl der Schläge und die Abfolge der Ereignisse. Hierzu beurteilt der Rechtsmediziner Tropfengröße und Durchmesser, die geometrische Form, Anzahl und Anordnung.

Je größer der Durchmesser der Tropfen und je rundlicher ihre Form, desto geringer war die beschleunigende Kraft, die auf das Blut eingewirkt hat. Schnelle Faustschläge oder Verletzungen, bei denen der Täter ein Messer oder einen Stock »schwingt«, rufen »Blutstropfen mit mittlerer Beschleunigung« hervor – die Tropfen haben in der Regel einen Durchmesser bis zu drei Millimetern (medium velocity blood spatter).

Schneller fliegen die Tröpfchen durch die Gegend, wenn eine Schusswaffe benutzt wird, oder das Opfer Blut aushustet. Hierbei entstehen »Blutstropfen mit hoher Beschleunigung« (high velocity blood spatter), die einen wesentlich kleineren Durchmesser aufweisen.

Mehrfache Tritte mit beschuhtem Fuß

Zwei Wochen nachdem Lutz P. tot aufgefunden wurde, werden nun die Blutspuren in seiner Wohnung noch einmal akribisch erfasst und analysiert, um die Fragen der Staatsanwaltschaft zu beantworten. Die einzelnen Blutspuren werden gesucht, mit Maßstab fotografiert und ausgemessen. Zuerst werden die Schlafcouch, auf der der Tote lag, und deren Umgebung untersucht. Die Wand hinter der Rückenlehne ist mit weißer Raufasertapete tapeziert. Hier finden sich zahlreiche Blutspuren im Bereich zwischen 50 Zentimeter über dem Boden bis in 160 Zentimeter Höhe. Der Bereich, indem die Leiche lag, ist frei von Blutspuren, dies nennt der Fachmann »Spritzschatten«. Ein

Teil der Spritzer hat die Form eines Ausrufezeichens. Auf der Liegefläche, im Bereich des Kopfes, findet der Rechtsmediziner Kontaktspuren in Form von Schuhsohlen.

Über dem Sofa hängt ein großes Bild, auf dessen Glasscheibe ebenfalls Blutspritzer zu finden sind.

Weitere Blutspritzer werden in Höhe des Sofa-Kopfendes und an der Seitenwand eines Kleiderschrankes neben der Schlafcouch gefunden. Diese sind zum Teil ausrufezeichenartig, aber auch rundlich, zudem finden sich teils verwischte Blutkontaktspuren. Am Fußende des Sofas gibt es eine leicht bogenförmige, mehrfach unterbrochene »Ablaufspur«, die über dem Fußboden endet. Im Unterkasten des Schlafsofas wird eine ausgedehnte angetrocknete bräunliche Flüssigkeitslache entdeckt. Ob es sich um Blut oder Urin handelt, muss im Labor untersucht werden.

Weitere Blutspritzer werden an einem Heizkörper unter dem Fenster und an der Schiebetür des Kleiderschrankes festgestellt. Auch Kissen und Decken zeigen Anhaftungen von Blut, sowohl Spritzspuren, als auch Kontaktspuren (Blutwischspuren). An einem Sofakissen entdeckt der Rechtsmediziner sogenannte Blutkoagel. Das ist geronnenes Blut, das Klümpchen bildet.

Auch der Teppich wird untersucht. Vor der Couch findet man eine Blutlache und Spritzspuren, zum Teil sind sie von blutigen Schuhsohlenabdrücken überlagert. Blutige Schuhabdrücke führen auch vom Wohnzimmer über den Flur ins Badezimmer, hier auf den Kacheln sind sie zahlreich und gut zu erkennen.

Vor dem Schlafsofa steht der Couchtisch, auf dem sich unter anderem ein Bierglas und eine leere Flasche befinden. An beiden Gegenständen werden – auf der dem Leichnam zugewandten Seite – feinste punktförmige Blutanhaftungen, sogenannte Mikroblutspuren, gefunden. Blutspritzer sind auch an Gläsern und einer Karaffe in Regalen an der dem Sofa gegenüberliegenden Zimmerwand.

Auch die klümpchenförmigen Blutkoagel finden sich noch an mehreren Stellen: An der Zimmerdecke über dem Tisch, links des Sofafußendes, an der Wand hinter dem Sofa, am

Schutzglas eines gerahmten Bildes, mehrfach in etwa 170 bis 195 Zentimetern Höhe am Wandregal.

Zudem ist die Wand hinter dem Sofa beschädigt. Es gibt eine halbmondförmige Eindellung in Höhe des Kopfteils, um die herum sich Schmutz befindet. Näher am Fußende sind Putz und Tapete von schräg links oben nach rechts unten beschädigt.

In der Wohnung von Lutz P. sollen des Öfteren Auseinandersetzungen stattgefunden haben. Könnte es sein, dass all diese Spuren schon lange vor seinem Tod entstanden sind? Eine Altersbestimmung der festgestellten Blutspuren ist nicht möglich. Dr. Hädrich gibt in seinem Gutachten zumindest zu bedenken, dass ein Teil der Spuren schon »bei früheren Tathandlungen entstanden sein kann«.

In seiner Stellungnahme ordnet der Rechtsmediziner die gefundenen Blutspuren verschiedenen Ursprungsgebieten zu.

Die Spritzspuren in 50 bis 60 Zentimeter Höhe über der Liegefläche der Couch sind Folge einer Gewalteinwirkung mittlerer Geschwindigkeit (medium velocity impact). Solche Gewalteinwirkungen können zum Beispiel Schläge oder Tritte sein. Damit sich solche Blutspuren bilden, muss mindestens *zweimal* auf das Opfer eingewirkt worden sein. Bei den ersten Schlägen oder Tritten entsteht die offene Verletzung, aus der nachfolgend Blut austritt. Erst jetzt, bei nochmaligem Schlagen oder Treten, wird das aus der Wunde austretende Blut aus dem Wundbereich weggeschleudert. Da sich die Spuren in Höhe von 50 bis 60 Zentimetern befinden, geht der Rechtsmediziner davon aus, dass das Opfer zu dem Zeitpunkt auf der Couch gesessen hat.

Die Ablaufspur mit der Blutlache vor dem Kopfende des Sofas ist durch längeres, mindestens mehrminütiges Abtropfen von Blut aus einer Wunde an einem relativ ruhig gehaltenen Körperteil entstanden. Wahrscheinlich scheint, dass Lutz P. relativ unbeweglich auf dem Sofarand saß, während Blut aus einer Verletzung am Kopf herabtropfte. Irgendwann kurz darauf, ist jemand in die noch feuchte Blutlache getreten und hat so die blutigen Schuhabdrücke auf dem Boden und auf der Liegefläche des Sofas verursacht.

Die Spritzspuren etwa 40 bis 60 Zentimeter über der Liegefläche des Sofas, am Kopfende bzw. nahe der Seitenwand des linken Kleiderschrankes sind in einer halb liegenden oder liegenden Position des Opfers entstanden. Zieht man die Verletzungen am Körper des Toten heran, die bei der Obduktion festgestellt wurden, kann man das Geschehen in der Wohnung gut erklären.

Dr. Hädrich schreibt in seinem Gutachten:

»Die geformte Hautunterblutung am linken Unterarm lässt sich gut einem Tritt zuordnen (...). Auch die Schwere der Verletzungen an Kopf und Brustkorb ist plausibel durch mehrfache Tritte mit beschuhtem Fuß zu erklären. Auf Grund der linksbetonten Lokalisation dieser Verletzungen (linkes Jochbein, am Brustkorb links, am linken Arm und am linken Oberschenkel innenseitig) ist dabei von einer Rechtsseitenlage bzw. Bauchlage des Geschädigten auszugehen – entsprechend der Auffindeposition der Leiche (...). Der Nachweis von blutigen Schuhsohlenabdrücken auf der Liegefläche des Sofas im Bereich des Kopfes des Leichnams spricht dafür, dass Tritte vom Täter stehend auf der Liegefläche des Sofas ausgeführt wurden.

Durch einen Vergleich (...) konnte eine Übereinstimmung festgestellt werden (...). Das bedeutet, dass mindestens ein Tritt gegen den Kopf mit jenem beschuhten Fuß ausgeführt wurde, welcher auch weitere Schuhsohlenabdrücke in der Wohnung hinterlassen hat. Ebenso kann der hinter dem Sofa in Nähe des Kopfes nachgewiesene bogenförmige Schmutzabrieb an der Wandtapete plausibel durch einen Tritt mit einem beschuhten Fuß entstanden sein (...).

Bei den Blutanhaftungen an der Zimmerdecke oberhalb des Tisches (...) sowie an der gegenüberliegenden Regalwand (...) handelt es sich um sog. Abschleuderspuren. Dabei kommt es beim schwungvollen Ausholen mit einem blutbehafteten Gegenstand durch Fliehkräfte zum gerichteten Wegschleudern von Blut. Derartige Blutschleuderspuren lassen sich in der Regel nicht durch Tritte, sondern z. B. durch mehrfache Schläge mit einem

Gegenstand hervorrufen. Durch Einwirkung eines stumpfkantigen Schlagwerkzeuges sind auch die Einschlagspuren an der Tapete hinter dem Sofa erklärbar (...). Der Nachweis von Blutspritz- bzw. Schleuderspuren auch an weiter entfernten Einrichtungsgegenständen (Regale, Zimmerdecke, Schiebetür rechter Schrank, Heizkörper unter dem Fenster) kann dabei für die große Wucht der Gewalteinwirkung sprechen. (...)

Die teils rechteckig geformten Kontaktspuren auf den Sofakissen sind durch Berührung mit einem blutbehafteten Gegenstand entsprechender Form entstanden (...). Der Nachweis von teils dickschichtigen Blutanhaftungen in den Abschleuderspuren an Zimmerdecke und Regalwand weist darauf hin, dass hier Blutkoagel (Blutklümpchen) abgeschleudert wurden. Das bedeutet, die Gewalteinwirkungen erfolgten sehr wahrscheinlich auf bereits vorbestehende Ansammlungen von geronnenem Blut. Zu denken wäre dabei z. B. an Schläge gegen das linke Ohr mit Aufreißen einer älteren Blutungshöhle in der Ohrmuschel – oder auch an ein zweizeitiges Tat-geschehen: nach den ersten Schlägen und Tritten trat der Tod nicht sofort ein, wie die Sektion ergab. Somit könnte der Täter in einer zweiten Tatphase mit einem Gegenstand auf den Geschädigten eingeschlagen und dabei bereits geronnenes Blut abgeschleudert haben. Für ein zweizeitiges Tatgeschehen kann auch der Nachweis von nicht bzw. minimal unterbluteten Verletzungen z. B. an der Ohrmuschelrückseite rechts sprechen (postmortale bzw. agonale Verletzungen) (...).

In Zusammenschau mit den Verletzungen, die bei der Sektion festgestellt wurden, kann im vorliegenden Fall von mindestens 11 Tritten und Schlägen gegen Kopf, Hals, Brustkorb, linken Arm und linken Oberschenkel des Opfers ausgegangen werden.

Die blutigen Schuhsohlenabdrücke auf dem Weg vom Wohnzimmer in den Flur und im Badezimmer sind zeitlich noch vor Abtrocknen der Blutlache im Wohnzimmer – also verletzungszeitnah – entstanden. Auch die Schuhsohlenabdrücke im Bad waren frisch, d. h. weder verwischt noch abgerieben. Als Verursacher kommt am ehesten der Täter in Frage (der Geschädigte war bei Auffindung barfuss und hatte einen fraglichen Schuhsohlenabdruck an der linken Schläfe). Die teils schmutzigen Abdrücke auf den Bodenfliesen im Bad können durch Gehen mit schmutzigen Schuhen über den feuchten Badezimmerboden (frisch gewischt?) oder auch nach feuchtem Abwischen der Schuhsohlen entstanden sein (...). Im Waschbecken des Badezimmers fand sich am 07.04.2010 ein durchfeuchtetes, blutbehaftetes Handtuch, welches nach dem Herausnehmen verwässerte Blutspuren sowie die Ablaufspur eines Blutkoagels im Waschbecken hinterließ (...). Hier wäre z. B. an eine Verwendung des angefeuchteten Handtuches zum Reinigen eines blutbehafteten Gegenstandes (Tatwerkzeug? Schuhe?) zu denken. Auch hier spricht der Nachweis von Blutkoageln dafür, dass zum Zeitpunkt der Blutspurübertragung bereits geronnenes Blut vorlag (...).«

In ihrer Anfrage hatte die Staatsanwaltschaft nach dem möglichen Tathergang gefragt. Auch diese Frage beantwortet der Rechtsmediziner in seinem Gutachten wie folgt:

»(...) Folgender, möglicher Hergang ist mit dem Spurenbild gut vereinbar: Der Geschädigte erhielt zunächst auf dem Sofa sitzend mehrere Schläge (z. B. Faustschläge) in das Gesicht. Er saß dann blutend an der Sofakante. Später erhielt er in liegender Position (überwiegend Rechtsseiten- und Bauchlage) heftige Tritte und möglicherweise weitere Schläge mit einem Gegenstand. Der Geschädigte verstarb auf dem Sofa liegend. (...) Die ersten Schläge gegen den Kopf erfolgten wahrscheinlich durch den stehenden oder sitzenden Täter gegen den auf dem Sofa sitzenden Geschädigten. Die Tritte wurden gegen den auf dem Sofa liegenden Geschädigten ausgeführt, wobei der Täter auf dem Sofa stand. Die möglicherweise letzten Schläge mit einem Gegenstand erfolgten durch den vor oder auf dem Sofa stehenden Täter gegen den liegenden Geschädigten.«

Damit ist geklärt, wie Lutz P. zu Tode kam. Aber wer hat all diese Verletzungen und damit letztendlich den Tod verursacht? War es sein Kumpel Andreas W.? Dieser schweigt noch immer. Wie kann man ihm die Tat nachweisen?

Blut überall

Um nachzuweisen, dass Andreas W. der Täter ist, müssen ihm die Anwesenheit am Tatort und die Tat selbst nachgewiesen werden. Zeugen gibt es nicht und der Verdächtige schweigt noch immer. In seinem Blutspurgutachten schlägt Dr. Hädrich deshalb vor, Schuhe und Hosen von Andreas W. zu untersuchen. Sehr wahrscheinlich wird sich hier Blut des Opfers finden. Die Schuhsohlenabdrücke im Gesicht des Geschädigten, auf dem Sofa und auf dem Boden müssen trassologisch abgeglichen werden. Trassologie ist die Lehre von den Formspuren. Vergleichsabdrücke können Übereinstimmungen der Schuhsohlen mit den Abdrücken beweisen.

Den Blutspuren am Tatort nach könnte sich der Täter, auf dem Sofa stehend, an der Wand oder am linken Schrank abgestützt haben. Hier, so empfiehlt der Rechtsmediziner, sollte nach Handabdrücken oder Teilabdrücken gesucht werden. Tatsächlich werden Handabdrücke von Andreas W. an der Wand über dem Sofa von den Kriminaltechnikern nachgewiesen – ein weiteres Glied in der Beweiskette ist gefunden.

Am 9. September 2010 wird ein ergänzendes Gutachten von der Staatsanwaltschaft in Auftrag gegeben. Dr. Carsten Hädrich soll die Blutspuren an den Kleidungsstücken von Andreas W. untersuchen. In einem DNA-Gutachten des Landeskriminalamtes Sachsen wurde bereits im August 2010 nachgewiesen, dass das Blut an der Kleidung des Verdächtigen von Lutz P. stammt. Da Opfer und Täter sowohl die Wohnung als auch die Kleidung über längere Zeit gemeinsam benutzt hatten und zudem bereits frühere Gewaltausbrüche von Andreas W. durch Zeugen bekannt geworden waren, kam diesem DNA-Nachweis jedoch keine große Beweiskraft zu. Entscheidend war daher, *wie* das Blut von Lutz P. auf die Kleidung von Andreas W. gelangt war.

Dr. Carsten Hädrich verwendet zur Untersuchung Luminol. Das ist eine Festsubstanz, die gelblich bis grün schimmert. Zu Untersuchungszwecken wird der Stoff in Natronlauge aufgelöst und mit Wasserstoffperoxid gemischt. Diese beiden Lösungen sprüht man nun auf die zu untersuchenden Bereiche. Bei Vorhandensein von Blutresten (konkret des Eisenkomplexes im roten Blutfarbstoff und des Katalysators »Pseudoperoxidase« in den roten Blutkörperchen) findet eine chemische Reaktion statt und der Bereich beginnt, bläulich zu leuchten. Um das Leuchten gut wahrnehmen zu können, muss die Umgebung abgedunkelt sein. Die Kleidungsstücke von Andreas W. werden eingesprüht. Das blaue Leuchten erscheint. Entscheidend ist nun, an welchen Kleidungsstücken und an welchen Stellen Luminol reagiert hat, und was dies über eine mögliche Täterschaft besagt.

»Spur W07« ist eine schwarze Jacke. Hier zeigt sich eine »kräftig positive Reaktion«, an den Ärmeln und auch am Innenfutter im Bereich der Ärmelbündchen und des rechten Ärmels, im Bauchbereich hingegen eine großflächig positive Reaktion von teils uncharakteristischer Form. Eine fleckförmige, stark positive Reaktion findet sich auch an der Rückseite des rechten Ärmels, betont im unteren Abschnitt, bis über die Ellenbeugenhöhe reichend und – abgesetzt davon – im Bereich der hinteren Achselfalte.

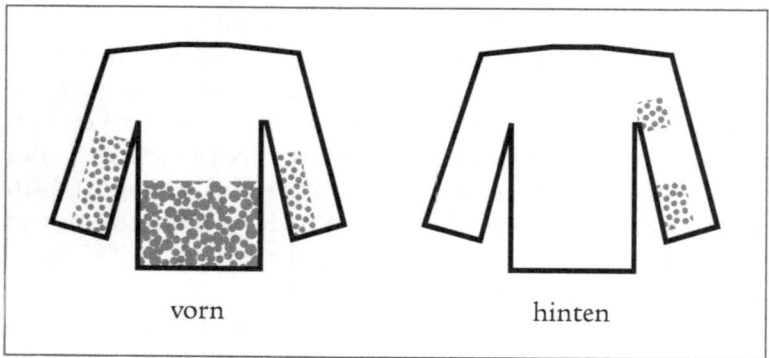

vorn   hinten

Spur W 07 – schwarze Jacke (Skizze aus dem rechtsmedizinischen Gutachten, © Dr. Carsten Hädrich, Die punktförmigen Markierungen geben schematisch die Ausdehnung und Intensität der positiven Luminolreaktion an. Einzelne Punkte kennzeichnen Areale mit spritzerartigen Mustern.)

»Spur W 11« ist der Pullover von Andreas W. Blutspuren finden sich auch hier, großflächig diffus an der Vorderseite, an beiden Ärmeln vorn und am linken Ärmel hinten, und kleinfleckig vorn an den Ärmeln.

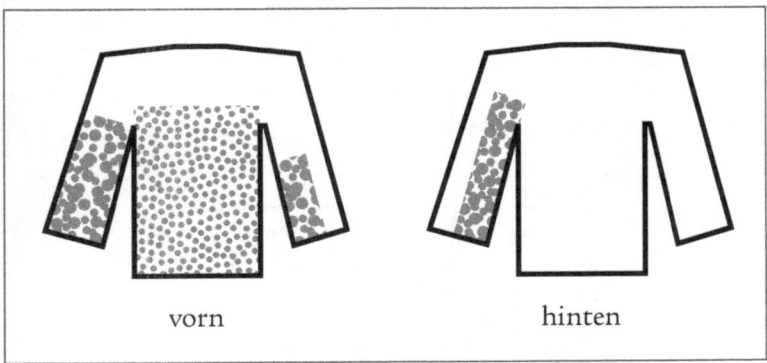

Spur W11 – Pullover (Skizze aus dem rechtsmedizinischen Gutachten, © Dr. Carsten Hädrich)

Unter dem Pullover trug Andreas W. bei seiner Festnahme noch ein schwarzes Sweatshirt. Auch darauffindet sich Blut, allerdings nur in geringen Mengen an den Ärmelbündchen.

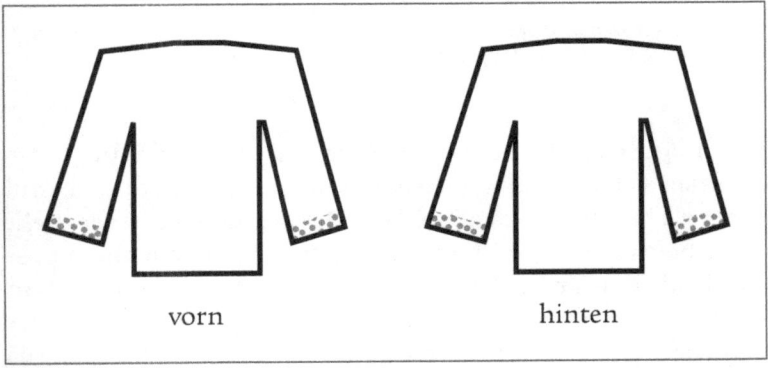

Spur W10 – schwarzes Sweatshirt (Skizze aus dem rechtsmedizinischen Gutachten, © Dr. Carsten Hädrich)

Auch die schwarze Jeans, die Andreas W. am Tattag getragen hat, wird auf Blutspuren untersucht. Blut wird an der Vorderseite festgestellt, als stark positive Reaktion im Bereich des Reißverschlusses und als großflächig stark positive Reaktion an den Hosenbeinen von unten bis über das Knie reichend, daneben befinden sich sogenannte kleinfleckige Areale wie Spritzer an den Oberschenkeln, rechts gleich stark wie links.

An der Rückseite finden sich Blutspuren an beiden Hosenbeinen im unteren Drittel.

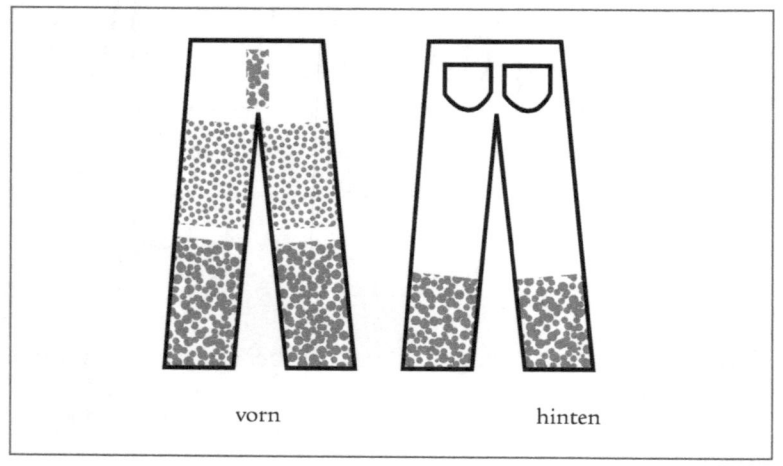

vorn   hinten

Spur W 09 – schwarze Jeanshose mit Gürtel (Skizze aus dem rechtsmedizinischen Gutachten, © Dr. Carsten Hädrich)

Wenn Andreas W. Tritte gegen sein Opfer ausgeführt hat, müssten sich auch Blutspuren an seinen Schuhen finden, und zwar nicht nur an den Sohlen. Der Rechtsmediziner stellt auch hier zahlreiche Blutspuren fest: Eine »flächenhaft positive Reaktion« an beiden Schuhen »oberseitig sowie seitlich in der vorderen Hälfte, betont in den eingezogenen Nahtfalzen«. Daneben gibt es »spritzerartige kleinfleckige Anhaftungen« im Bereich des Fußrückens und der Zehen, die links stärker ausgeprägt sind als rechts. Zudem findet sich auch die erwartete positive Reaktion an beiden Schuhsohlen, besonders in den Profilvertiefungen – die bei den blutigen Schuhabdrücken in der Wohnung von Lutz P. zu erwarten gewesen waren.

Nachdem Lage, Größe und Form der Blutspuren an der Kleidung des Verdächtigen analysiert worden sind, kann Dr. Hädrich eine gutachterliche Stellungnahme verfassen. Er schreibt, dass sich das Blut an Jacke, Jeans und Pullover als Spritz- und Wischspuren interpretieren lässt, wobei eine Betonung an der Körpervorderseite sowie im Bereich der rechten Ärmel auffällt.

An der Jeans sind Blutspuren besonders vorn im Unterschenkelbereich der Hosenbeine festgestellt worden. Die positive Luminolreaktion im Bereich des Reißverschlusses kann verschiedene Ursachen haben: entweder durch Blut, das »durch Manipulation mit blutbenetzten Händen (...) z.B. beim Öffnen des Reißverschlusses oder Hantieren an der Hosentasche« hierher übertragen wurde, jedoch auch durch das Metall des Reißverschlusses, dies wird »falsch-positive Reaktion« genannt.

Die Blutspritzer an der Oberseite der Schuhe sind höchstwahrscheinlich von oben herabgetropft, dann angetrocknet und wurden später durch Abwischen teilweise wieder abgelöst und verwischt. Durch das Abwischen mit einem feuchten Tuch können auch die Ansammlungen in den Nahtfalzen des Leders erklärt werden.

Die Muster der Blutspritzer an Jeans, Jacke, Pullover und Schuhen lassen sich »am ehesten durch massives Anspritzen von Blut/bluthaltiger Flüssigkeit gegen den Körper von vorn erklären.«

Die Entstehung der gesamten Blutspuren lässt sich auf zwei Ursprungsorte zurückführen. Die Spuren an Schuhen und Hosenbeinen sind durch »mehrfache Tritte gegen eine vor dem Verursacher liegende, blutende Person (...)« entstanden, die Spuren im Bereich der Ärmel und vorn in Bauchhöhe »durch mehrfache Faustschläge durch einen Rechtshänder auf eine vor dem Verursacher sitzende, blutende Person (...)«.

Von einer »Durchweichung« der Ärmel bei Jacke, Pullover und Sweatshirt geht der Rechtsmediziner nicht aus – sonst hätten sich an den Innenseiten der Kleidungsstücke größere Blutspurareale finden müssen. Er vermutet stattdessen, dass sowohl der Pullover (Spur W 11) als auch die Jacke (Spur W 7) jeweils als Oberbekleidung getragen wurden und die Tat in mehreren Phasen ablief, bei denen sich der Täter aus- oder umgezogen hat, eventuell auch mit längeren Zwischenräumen. Das

Muster der Sohlen von Andreas W.s Schuhen stimmt mit den blutigen Abdrücken am Tatort und an der Leiche von Lutz P. überein. Damit ist klar – Andreas W. muss die Tat begangen haben.

Im November 2010 findet das Gerichtsverfahren statt. Es ist ein Indizienprozess, denn Andreas W. beteuert seine Unschuld.
Die Staatsanwaltschaft hat ihn wegen Mordes an Lutz P. angeklagt. Andreas W. schweigt. Erst am vorletzten Prozesstag, nachdem Dr. Hädrich die Ergebnisse der rechtsmedizinischen Untersuchungen vorgestellt hat und alle anderen Gutachten gehört wurden; kurz, bevor die Plädoyers gehalten werden, spricht er und legt ein Geständnis ab. Vielleicht haben ihn die unwiderlegbaren Beweise der Blutspuren-Analyse überzeugt, dass es keinen Ausweg mehr gibt, dass es sinnlos ist, die Tat weiterhin abzustreiten.
Andreas W. sagt aus, er habe Lutz P. mit Schlägen und Tritten traktiert. Als Motiv gibt er an, der »Kumpel« habe Lebensmittel, die er besorgt hatte, aus dem Kühlschrank genommen und verzehrt. Das sei der Auslöser für seinen »Ausraster« gewesen. Dass Lutz P. jedoch nach den schweren Misshandlungen stirbt, habe er nicht gewollt. Seine Angaben decken sich weitgehend mit der Rekonstruktion des Geschehens anhand der Blutspuren und der Sektionsergebnisse, sodass das Gericht seinem Geständnis glaubt.
Einen Tötungsvorsatz – so nennt man es, wenn der Täter das Opfer bewusst töten will – kann das Gericht nicht erkennen und auch der Staatsanwalt rückt von seiner ursprünglichen Anklage wegen Mordes ab und plädiert nunmehr auf zehn Jahre Haft wegen Körperverletzung mit Todesfolge.
Der Verteidiger hält acht Jahre für angemessen und dem schließt sich am letzten Prozesstag auch das Gericht an. Sowohl die Staatsanwaltschaft als auch die Verteidigung haben vorgeschlagen, Andreas W. nach Verbüßung eines Teils seiner Haftstrafe in den Maßregelvollzug einzuweisen.
Als Maßregelvollzug werden forensisch-psychiatrische Fachkrankenhäuser oder Abteilungen an psychiatrischen Kliniken bezeichnet. Hier werden psychisch kranke oder suchtkranke Straftäter, die als schuldunfähig oder vermindert schuldfähig gelten, untergebracht. Hier soll auch Andreas W. therapiert

werden, denn er ist schwerer Alkoholiker. Auch bei der Tat war er stark angetrunken. »Die Kammer hofft und erwartet, dass im Krankenhaus positiv auf den Angeklagten eingewirkt wird und dieser seine problematische Haltung zum Alkohol beenden kann«, erklärt der Richter.

Das Urteil gegen Andreas W. lautet: Acht Jahre Gefängnis wegen Körperverletzung mit Todesfolge und anschließende Unterbringung im Maßregelvollzug nach Paragraf 64 des Strafgesetzbuches (Unterbringung in der Entziehungsanstalt). Paragraf 64 des Strafgesetzbuches bezieht sich auf suchtkranke Straftäter. Die Maßnahme ist grundsätzlich auf zwei Jahre befristet. Im Maßregelvollzug werden die Straftäter in erster Linie als Patienten betrachtet. Es gilt allerdings der gesetzliche Auftrag der »Besserung und Sicherung«.

Die Bild-Zeitung schreibt am 13. Dezember 2010: »Grinse-Killer muss 8 Jahre in den Knast – Beim Urteilsspruch verging ihm gestern das Lachen! Das Landgericht schickte den arbeitslosen Dachdecker Andreas W. (46) wegen Körperverletzung mit Todesfolge für acht Jahre ins Gefängnis. Anschließend kommt der Mann, der bei seiner Festnahme noch frech grinste, in die Psychiatrie. Andreas W. hatte am 7. April Ex-Polizist Lutz P. († 61) in dessen Wohnung im Plattenbau Gerberstraße erschlagen. Letztlich gestand er die Bluttat. Motiv: Lutz P. soll den Kühlschrank leer gegessen haben.«

»Hilferuf aus dem Kofferraum«
Die »Sex-Bestie« aus Sachsen

Am 30. November 2011 bringt der *MDR* in der Reihe »Die Spur der Täter« eine Reportage über einen Fall, der 2008 auch in Sachsen für Schlagzeilen sorgte. Peter Escher moderiert den Beitrag folgendermaßen an: »Ein skrupelloser, bewaffneter Täter lauert nachts mitten in der Stadt jungen Frauen auf und zwingt sie in den Kofferraum seines Wagens. Er droht ihnen mit dem Tod, wenn sie sich nicht fügen.« Der Film beginnt. Die Zuschauer sehen, wie am 24. Dezember 2008 morgens kurz vor fünf Uhr bei der Einsatzzentrale der Regensburger Polizei ein Notruf eingeht und hören die verzweifelte Stimme einer jungen Frau. Sie teilt mit, dass sie von einem Fremden mit einem Messer bedroht und im Auto mitgenommen wurde, und er sie umbringen wolle, wenn sie »Stress mache«.

Eine Ermittlerin aus Regensburg kommt ins Bild. Sie schildert den Tathergang. Das 16-jährige Opfer sei am 24. Dezember früh zu Fuß auf dem Weg von der Wohnung zu einer Bushaltestelle am Hauptbahnhof unterwegs gewesen, um von dort aus zu ihrem Arbeitsplatz, einem Einkaufsmarkt im nördlichen Landkreis Regensburg, zu fahren. Plötzlich habe neben ihr ein Fahrzeug angehalten, der Täter sei ausgestiegen und habe sie mit vorgehaltenem Messer gezwungen, sich in den Kofferraum seines Autos zu legen. Dass sie ein Handy dabei hat, entgeht dem Kidnapper. Das Gespräch der Polizei mit dem Mädchen im Kofferraum dauert mehrere Minuten. Die Beamten versuchen herauszufinden, wo sich das Auto gerade befindet und um was für einen Wagen es sich handelt, haben jedoch keinen Erfolg. Es gelingt ihnen auch in dem kurzen Zeitraum nicht, das Handy zu orten. Nach dem ersten Telefonat bricht der Kontakt ab, die Polizei kann die junge Frau im Kofferraum nicht mehr erreichen. Solch eine Situation hat auch der Chefermittler aus Regensburg noch nie erlebt. Die Beamten leiten sofort alle erforderlichen Suchmaßnahmen ein.

Viereinhalb Stunden später bekommen sie einen überraschenden Anruf. Das Mädchen – sie heißt Sarah – wurde am Bahnhof in Linz, in Österreich, gefunden. Was ist passiert?

Massive Zweifel?

Die Polizei in Linz befragt die 16-Jährige. Sarah schildert den Tathergang und berichtet, wie der Täter sie in einem Waldstück im Grenzgebiet aus dem Kofferraum gezerrt und vergewaltigt hat. Dann habe er sie gezwungen, wieder einzusteigen. Am Bahnhof in Linz stößt er Sarah aus dem Wagen, nachdem er ihr gedroht hat, sie umzubringen falls sie zur Polizei geht. Das Mädchen jedoch lässt sich nicht einschüchtern – sie begibt sich sofort zum nächstgelegenen Polizeirevier, um die Tat anzuzeigen. Den Täter beschreibt sie als groß und massig, mit einem Oberlippenbart. Das Auto sei silbergrau gewesen, eine viertürige Limousine mit Heckspoiler.

Die Polizei in Linz glaubt ihr nicht so recht; vielleicht, weil sich das Mädchen anfangs in ihrer Aufregung nicht klar äußern kann. Der Polizeichef der Stadt teilt sogar gegenüber der Nachrichtenagentur *APA* mit, es bestünden »massive Zweifel« an der Darstellung des Tathergangs, angeblich habe das Opfer »widersprüchliche Aussagen« gemacht.

Die Regensburger Beamten jedoch zweifeln nicht. Sofort nach der Benachrichtigung, dass die 16-Jährige in Linz aufgefunden worden ist, machen sie sich auf den Weg nach Österreich. Sie gehen von einer schweren Straftat aus. Das Mädchen hat ihren Peiniger recht genau beschrieben: Ein Mann im Alter von etwa 26 bis 28 Jahren, etwa 1,85 Meter groß, von dicklicher Statur mit Bauchansatz, der einen Oberlippen- und einen Kinnbart trägt. Bei der Tat hat er ein rotes Sweatshirt mit einer schwarzen Aufschrift, deren Buchstaben weiß eingerahmt waren, blaue Jeans und weiß-rote Turnschuhe getragen. Er hat – so sagt das Opfer – mit bayerischem Dialekt gesprochen.

Inzwischen haben die Beamten auch im Umfeld der 16-Jährigen recherchiert. Sie gilt als zuverlässig und pünktlich. Dass sie sich die Tat nur ausgedacht hat, um sich interessant zu machen, ist nahezu ausgeschlossen. Die Kripo versucht, den Tatort der Vergewaltigung ausfindig zu machen. Das Mädchen hat sehr detaillierte Beschreibungen geliefert. Nach seinen Angaben ist dort, als die Tat geschah, in nur wenigen Metern Entfernung ein Jogger vorbeigekommen.

Die Beamten macht außerdem ein anderer Vorfall stutzig. Nur vier Stunden vor der Entführung der 16-Jährigen in Regensburg hat in Chemnitz ein Mann, auf den die Beschreibung zutrifft, eine 17-Jährige mit dem Messer bedroht und versucht, sie in seinen Kofferraum zu zwingen. Das Mädchen kann zu ihrem Glück fliehen. Von Chemnitz bis Regensburg sind es etwa 270 Kilometer – eine Fahrt von etwa zweieinhalb bis drei Stunden. Hat der Vergewaltiger sein »Glück« zuerst in Chemnitz versucht und ist nach dem Scheitern nach Regensburg gefahren? Zeitlich könnte es passen.

Die Spur führt nach Sachsen

Am 27. Dezember fahren die Ermittler mit Sarah und ihrer Mutter das Gebiet ab, wo die Vergewaltigung passiert sein könnte. Das Mädchen erinnert sich daran, dass ihr Peiniger rückwärts in eine Parkbucht gefahren ist. Kurz vor der Tat sei ein Jogger mit roter Trainingshose, Blouson und schwarzer Mütze vorbeigekommen. Auch kann sie eine OMV-Tankstelle beschreiben, an der der Täter Rast gemacht hat, dazu eine bemalte Lärmschutzwand. Das Autokennzeichen des Täters enthält – so erinnert sie sich – den Buchstaben »M«.

Inzwischen prüft die Polizei eine Verbindung zu mehreren Sexualdelikten in Sachsen. In Chemnitz hat es in den Tagen vor Weihnachten ähnliche Fälle gegeben, bei denen es Übereinstimmungen in der Beschreibung des Täters und des silberfarbenen Autos gibt: Am Sonnabend, dem 20. Dezember, fällt ein Täter gegen ein Uhr in Chemnitz eine 18-Jährige an, bedroht sie mit dem Messer und sperrt sie in den Kofferraum seines silbernen Autos. Er fährt mit dem Opfer an einen unbekannten Ort und vergewaltigt die junge Frau dort. Später versucht er, sie in der Nähe von Colditz umzubringen.

Am 24. Dezember gegen 0.40 Uhr erfolgt der Überfall in Chemnitz. Nur vier Stunden später wird Sarah in Regensburg entführt.

Eine grenzüberschreitende Fahndung wird eingeleitet. Der Vergewaltiger hat Sarah erzählt, er sei auf der Fahrt nach Linz zweimal kurz hintereinander geblitzt worden. Jetzt gibt es eine heiße Spur. Die Kripo durchforstet akribisch alle Aufnahmen der Fahrzeuge im fraglichen Zeitraum nach einem silberfarbenen Auto mit einem »M« im Kennzeichen. Der Fahndungsdruck auf den Täter wächst. In der Zwischenzeit bleiben auch die Beamten in Sachsen nicht untätig. Besonders der Fall der entführten 18-Jährigen aus Chemnitz vom 20. Dezember steht im Fokus. Wenn es sich um den gleichen Täter handelt, so ist er nicht nur der Vergewaltigung schuldig, sondern hat auch versucht, eines seiner Opfer umzubringen. Doch was ist dort genau geschehen?

Mordversuch in Colditz

In der *MDR*-Dokumentation vom 30. November 2011 wird neben der Entführung Sarahs auch die erste Tat des »Kofferraum-Vergewaltigers« dargestellt. Der Zuschauer sieht, wie sich am 20. Dezember 2008 gegen ein Uhr eine junge Frau in Chemnitz auf den Heimweg macht. Stefanie hat die Disko *Fuchsbau* in der Nähe des Hauptbahnhofes besucht und will nun durch die Stadt nach Hause laufen. Plötzlich hält ein Opel Astra direkt vor ihr. Ein junger Mann springt aus dem Auto, zückt ein Messer und droht ihr, dass er sie umbringen wird, wenn sie nicht tut, was er sagt. Stefanie wird in den Kofferraum des Opels verfrachtet. Der Entführer braust mit seinem Opfer davon, fährt eine scheinbare Ewigkeit durch die Nacht, irgendwann hält er schließlich und fordert sie auf, das Auto zu verlassen. An einer abgelegenen Stelle versucht der Mann dann, Stefanie zu vergewaltigen. Anschließend zwingt er sie, sich wieder in den Kofferraum zu legen und fährt davon. Als die junge Frau erneut aussteigen soll, befinden ihr Peiniger und sie sich an einer Brücke. Später werden die Ermittler herausfinden, dass es eine stillgelegte Eisenbahnbrücke in Lastau, einem Ortsteil von Colditz, ist.

Im Film sieht man, wie Peter Escher und ein Kriminalhauptkommissar der Polizeidirektion Westsachsen über die Brücke gehen. Nur ein rostiges Eisengeländer trennt sie von der Mulde, die in etwa acht bis zehn Metern Tiefe vorbeirauscht. Der Kriminalhauptkommissar zeigt dem Reporter die Stelle, an die der Täter Stefanie gezerrt hat. Hier hat der Vergewaltiger die 18-Jährige aufgefordert, über das Geländer zu steigen und von der Brücke zu springen. Als Stefanie sich weigert, packt er die junge Frau, hebt sie hoch und hievt sie über das Geländer. Stefanie kann sich festhalten, klammert sich in Todesangst an die Eisenstangen, doch es nützt ihr nichts. Der Täter schlägt solange auf ihre Finger ein, bis sie loslässt und in die Tiefe stürzt. Dann verschwindet er vom Tatort.

Die Mulde ist hier nur knietief, der Grund von Felsbrocken und Steinen bedeckt. Hinzu kommt, dass das Wasser jetzt, im Dezember, nur etwa vier Grad kalt ist. Stefanie jedoch überlebt den Sturz aus acht Metern Höhe wie durch ein Wunder. Weder erleidet sie schwerere Verletzungen, noch wird sie durch den Aufprall bewusstlos. Sie kann sich ans Ufer retten und schafft es zu einer nahegelegen Straße. Zwei junge Männer, die mit dem Auto vorbeikommen, finden die junge Frau gegen 3.30 Uhr und rufen die Polizei. Noch am selben Tag wird Stefanie im rechtsmedizinischen Institut in Leipzig begutachtet.

Dr. Carsten Hädrich hat im Auftrag der Staatsanwaltschaft die Verletzungen der jungen Frau dokumentiert.

Folgende frische Verletzungen listet er in seinem Gutachten auf:

» mehrere (...) rötliche Hauteinblutungen an der linken Halsseite im Kragenbereich,
» flächenhafte homogene (einheitliche, d. Verf.) Rötung und flache Schwellung der Haut im Bereich der linken Gesäßhälfte in einem Areal bis 20 cm Höhe und bis 15 cm Breite,
» mehrere (...) oberflächliche Hautabschürfungen an der linken Rückenhälfte, zwischen der Schulterblattspitze und der Taille in einem bis 8 cm breiten und bis 15 cm hohen Areal,
» Hautabschürfungen ebenfalls oberhalb der rechten Leistenbeuge,
» flächenhafte Rötung, geringe Schwellung und mäßig starker Druckschmerz an der linken Handinnenfläche, hier auch oberflächliche Hautabschürfungen, auch am linken Handrücken,
» Hautrötung an der vorderen rechten Achselfalte, rechte Handinnenfläche gerötet und mäßig stark druckschmerzhaft, Rötung, Schwellung und starker Druckschmerz über dem Daumenballen, frische Hautabschürfungen am Handrücken,
» eine 2 cm im Durchmesser messende bläuliche Hautunterblutung am linken Oberschenkel innen,
» eine 13 cm hohe und bis 4 cm breite kratzerartige Hautschürfung am linken Unterschenkel innen, mäßig starker Lauf- und Druckschmerz an der Wade (Als »Laufschmerz« bezeichnet man Schmerzen, die beim Bewegen, also zum Beispiel beim Gehen auftreten, d. Verf.),
» jeweils eine 2 cm im Durchmesser messende frische oberflächliche Hautabschürfung am Oberrand der rechten Kniescheibe sowie darüber an der Schienbeinkante, mäßig starker Lauf- und Druckschmerz an der Wade.

Genitale oder anale Verletzungen finden sich nicht – es war dem Täter nicht gelungen, Stefanie zu vergewaltigen. Es werden verschiedene Spuren gesichert, unter anderem werden Wattetupfer-Abriebe von verschiedenen Hautstellen, darunter auch unter den Fingernägeln genommen, die auf Täter-DNA hin untersucht werden sollen. Alkohol, Drogen oder Medikamente werden weder im Blut noch im Urin des Opfers gefunden.

Am 23. Dezember findet in Chemnitz eine sogenannte Nachuntersuchung im Krankenhaus Chemnitz durch eine Kollegin vom Institut für Rechtsmedizin Leipzig, Außenstelle Chemnitz, statt. Hämatome, also Blutergüsse, sind oft nach einigen Tagen besser zu sehen, als wenn sie noch ganz »frisch« sind; das Blut »wandert« erst später an die Oberfläche. Die Kollegin dokumentiert die festgestellten Befunde und stellt sie Dr. Hädrich für sein Gutachten zur Verfügung.

In seiner gutachterlichen Stellungnahme schreibt Dr. Hädrich:

»Bei den rechtsmedizinischen Untersuchungen (...) fanden sich bei der 18jährigen Geschädigten Zeichen stumpfer Gewalteinwirkung, vor allem gegen Rumpf, Arme und Beine. (...) Die Schürfungen oberhalb der rechten Leistenbeuge und unterhalb des linken Schulterblattes können z. B. einem gewaltsamen Entkleiden zugeordnet werden. (...) Die Verletzungen an den Schienbeinkanten können z. B. durch Schürfen über eine Kante (Kofferraumklappe, Brückengeländer o. Ä.) entstanden sein. Die Hautabschürfung am rechten Ringfinger (...) sowie die flächenhafte Rötung und Druckschmerzhaftigkeit beider Handflächen können durch ein kräftiges Festhalten an einem Gegenstand – z. B. Brückengeländer, (...) entstanden sein. Die Schürfungen an beiden Handrücken sowie Druckschmerz und Schwellung am rechten Daumen können Folgen von z. B. Schlägen auf die Hände sein – Frau (...) gab an, der Täter habe durch Schläge auf die Hände versucht, sie vom Brückengeländer zu lösen. Die flächenhafte homogene Rötung und Schwellung der Haut an der linken Gesäßhälfte, übergehend auf Flanke und Oberschenkelaußenseite, kann durch den Aufprall auf der Wasseroberfläche nach einem Sturz über mehrere Meter in die Tiefe verursacht worden sein. Die Hauteinblutungen an der linken Gesäßhälfte können dabei auch durch Kontakt mit einem Gegenstand oder dem

Flussbett nach dem Sturz ins Wasser entstanden sein (Steine o. Ä.). Weitere Verletzungen können auch durch Anstoßen und Schürfen im Kofferraum während der Fahrten im Pkw verursacht worden sein. (...)«

Zusammenfassend schreibt der Rechtsmediziner: »Durch den angegebenen Sturz in die Mulde von einer Brücke bestand Lebensgefahr (z. B. durch Sturzverletzungen, Ertrinken, Unterkühlung).«

Stefanies Peiniger wird noch weitere Opfer quälen, ehe man ihm auf die Spur kommt. Die rechtsmedizinischen Beweise jedoch, die durch die Untersuchung der jungen Frau gefunden wurden, werden später im Gerichtsprozess noch von entscheidender Bedeutung sein.

Der »Kofferraum-Vergewaltiger« wird gefasst

Nach den Angaben der jungen Frau aus Regensburg werden systematisch die infrage kommenden Autos verglichen. Schnell finden die Ermittler eine erfolgversprechende Spur. Bei dem Auto, das mit mehr als 30 Stundenkilometern über der vorgeschriebenen Höchstgeschwindigkeit geblitzt worden ist, handelt es sich um einen silberfarbenen Opel-Astra mit Heckspoiler und den Buchstaben »MW« für Mittweida im Kennzeichen. Alles stimmt mit der Beschreibung des vierten Opfers überein – sogar das »M« im Autokennzeichen passt.

Über die örtlichen Polizeidienststellen läuft nun die Überprüfung der Fahrzeuge und ihrer Halter an, und nach kurzer Zeit weiß man, wem der Opel gehört. Das Fahrzeug ist auf eine Frau aus Mittweida zugelassen. Sie hat es allerdings in der Tatnacht und auch später nicht gefahren. Der Fahrer war ihr Sohn Sebastian. Ist er der Vergewaltiger? Sebastian war über die Weihnachtsfeiertage zu Hause. Seine Eltern wohnen zwar in der Nähe von Chemnitz, er selbst jedoch arbeitet in Österreich und hat eine Wohnung in Biberbach im Bezirk Amstetten. Jetzt jedoch ist er nicht anwesend. Die Personenfahndung nach Sebastian G. wird ausgelöst. Er gilt als dringend tatverdächtig.

Am Dienstag, dem 30. Dezember 2008, meldet sich gegen 20.45 Uhr ein 25-Jähriger auf der Polizeiwache am Berliner Hauptbahnhof. Es ist der gesuchte Sebastian G. Er hat dem intensiven Fahndungsdruck nicht mehr standgehalten. G. wird festgenommen und noch in der Nacht zum Mittwoch den Beamten der Chemnitzer Polizei übergeben, die gekommen sind, um ihn abzuholen. Die *Bild*-Zeitung druckt ein Foto ab, auf dem der Täter abgeführt wird. Zu sehen ist ein dicklicher, gro-ßer junger Mann mit kurzen Haaren, der weiße Turnschuhe, eine schwarze Jogginghose und einen schwarz-weißen Anorak trägt.

Der silberne Opel Astra wird in Österreich sichergestellt, G. hat das Auto dort nach der Freilassung von Sarah stehenlassen, um mit dem Zug nach Berlin zu fahren.

Sebastian G. gibt die Taten zu. In den Vernehmungen zeigt er »absolute Reue« und bricht ab und an in Tränen aus, wie es ein Beamter der Chemnitzer Polizei der Presse sagt. Selbstmitleid?

Allmählich kristallisiert sich ein Bild des Täters heraus. Sebastian G. ist ein »Weichei« – scheinbar jemand, der keiner Fliege etwas zuleide tun kann. Wie konnte es dennoch zu seinen Taten kommen? Wer ist dieser Mann, den alle nur noch den »Kofferraum-Vergewaltiger« nennen?

Die »Sex-Bestie«

Sebastian G. wird 1983 in einer Kleinstadt nahe Chemnitz geboren. Er geht zur Schule, absolviert eine Lehre und arbeitet als Mechaniker. Der Junge gilt als Außenseiter, lebt isoliert. Freundinnen hat er keine. Bis auf ein Drogendelikt fällt er niemandem auf. Auch in seiner Firma in Niederösterreich, wo Sebastian G. arbeitet, kennt ihn niemand näher, auch hier bleibt er ein Einzelgänger. Bei seiner Vernehmung schildert der 25-Jährige, dass er vor seinem Umzug nach Österreich Marihuana-abhängig gewesen sei, seitdem jedoch keine Drogen mehr konsumiere, da er eine Entziehungskur gemacht habe.

Der Kontakt nach Sachsen bleibt bestehen. Seine Familie wohnt in der Nähe von Chemnitz – Sebastian G. besucht sie regelmäßig, stets auch an den Weihnachtsfeiertagen.

Im Dezember 2008 ist es wieder so weit. Der junge Mann fährt am 19. Dezember in den Weihnachtsurlaub in seinen Heimatort. Er ist frustriert, äußert in der Vernehmung, dass er keine Freunde mehr habe, seit er nach Österreich gezogen sei.

Von zu Hause aus unternimmt er Fahrten mit dem silbernen Opel Astra seiner Mutter. In der Nacht zum 20. Dezember ist er in Chemnitz unterwegs. Gegen ein Uhr trifft er auf Stefanie, kidnappt sie, um sie zu vergewaltigen und zwingt sie später, von der Brücke bei Colditz in die Mulde zu springen.

Drei Tage bleibt er daraufhin daheim – angeblich plagen ihn Magenschmerzen. In der Nacht vom 23. auf den 24. Dezember zieht Sebastian G. wieder los.

Gegen 1.00 Uhr will er sich in Chemnitz ein 17-jähriges Mädchen schnappen, die Tat jedoch misslingt, weil sich das Opfer zu heftig wehrt. Sebastian G. lässt von dem Mädchen ab, rast davon. Nur vier Stunden später greift er sich in Regensburg die 16-jährige Sarah. Die Stadt kennt er, ein Freund hat hier studiert.

Er fährt mit Sarah im Kofferraum in das rund 230 Kilometer entfernte Linz, entdeckt kurz nach der Abfahrt, dass sie telefoniert und hält an, um ihr das Handy wegzunehmen. Er wirft das Mobiltelefon weg – die Polizei kann es so zwar später orten, jedoch ist der Entführer mit dem Mädchen zum dem Zeitpunkt bereits über alle Berge. Um 6.37 Uhr wird Sebastian G. geblitzt.

Seinen Angaben nach will er mit Sarah zuerst in seine Wohnung fahren, entscheidet sich dann aber dagegen. Die Gefahr, gesehen zu werden, ist zu groß. Gegen 8.00 Uhr hält er unterwegs an und vergewaltigt das Mädchen. Danach fährt er weiter, kauft ihr unterwegs noch an einer Tankstelle eine Cola – Sarah ist vor Angst so gelähmt, dass es ihr nicht gelingt, um Hilfe zu rufen – und lässt sie am Hauptbahnhof in Linz aussteigen, nachdem er ihr 50 Euro »für die Heimfahrt« gegeben hat.

Sebastian G. bringt das Auto in seinen Wohnort und stellt es in einem Parkhaus in Amstetten ab. Danach setzt er sich in den Zug. Seinen Angaben nach hat er vor, über München und Stuttgart nach Paris zu fahren, um bei der Fremdenlegion anzuheuern. Dann will er es sich anders überlegt haben und fährt statt nach Paris über Köln nach Berlin.

Hier sieht er im Fernsehen die Berichte von der Fahndung, hört schließlich seinen eigenen Namen, sieht sein Foto. Sebastian G. erkennt, dass es aus ist. Er kann nicht mehr davonlaufen.

Die »Sex-Bestie« – so nennen ihn mittlerweile die Boulevardmedien – kommt in die Untersuchungshaft nach Chemnitz. Zu seinem Motiv schweigt er.

Im März 2009 erhebt die Staatsanwaltschaft Leipzig wegen Mordversuchs und Vergewaltigung Anklage gegen Sebastian G.

»Wer jemanden von einer Brücke wirft, nimmt den Tod nicht nur billigend in Kauf, sondern beabsichtigt ihn«

Im Mai 2009 beginnt der Prozess vor dem Leipziger Landgericht. Sebastian G. hat sich eine schwarze Strickjacke über den Kopf gezogen und hält sich mehrere Blatt Papier vors Gesicht, damit die zahlreich erschienen Medien ihn nicht fotografieren können. Die *Bild*-Zeitung titelt tags darauf: »Der pummelige junge Mann, der sich hier so ängstlich versteckt, ist einer der skrupellosesten Sex-Gangster der letzten Jahre! (...)«

Ist Sebastian G. tatsächlich ein skrupelloser Gangster, eine »Sex-Bestie«, jemand der billigend den Tod eines Opfers in Kauf nimmt? Die Staatsanwaltschaft wirft ihm versuchten Mord, Freiheitsberaubung sowie Geiselnahme und Vergewaltigung in zwei Fällen vor. Der 25-Jährige hat die Taten gestanden. Eine Tötungsabsicht jedoch bestreitet er.

Wie kann man beweisen, dass G. sein erstes Opfer, die 18-jährige Stefanie aus Chemnitz, töten wollte, auch wenn er selbst dies abstreitet? Hier kommen nun die Gutachter ins Spiel.

Dr. Carsten Hädrich sagt vor Gericht aus. Er erläutert nicht nur die Verletzungen des Opfers und wie sie zustande gekommen sind, sondern erklärt auch, dass dem Täter durchaus bewusst gewesen sein muss, dass die 18-Jährige bei dem Sturz von der Brücke hätte sterben können. Dazu hat er in seiner Präsentation Grafiken vorbereitet, die dem Gericht nun gezeigt und erklärt werden.

Zuerst beschreibt er die technischen Angaben zur Brücke und zu den Bedingungen in der Tatnacht.

In der Beurteilung vergleicht Dr. Hädrich die Situation an der Brücke mit der eines mehrstöckigen Hauses. Der Sturz von der Brücke aus einer Fallhöhe von 8,32 Metern ist einem Sturz aus dem zweiten Stock vergleichbar. Die Folgen eines solchen Sturzes können dramatisch sein: von Prellungen über Unterschenkelbrüche bis hin zu Rippenbrüchen und Verletzungen von Schädel und Gehirn. Analog entspricht solch ein Sturz einem Anfahrunfall eines Kraftfahrzeuges auf einen Fußgänger mit etwa 45 Stundenkilometern, bei dem schon tödliche Verletzungen auftreten können.

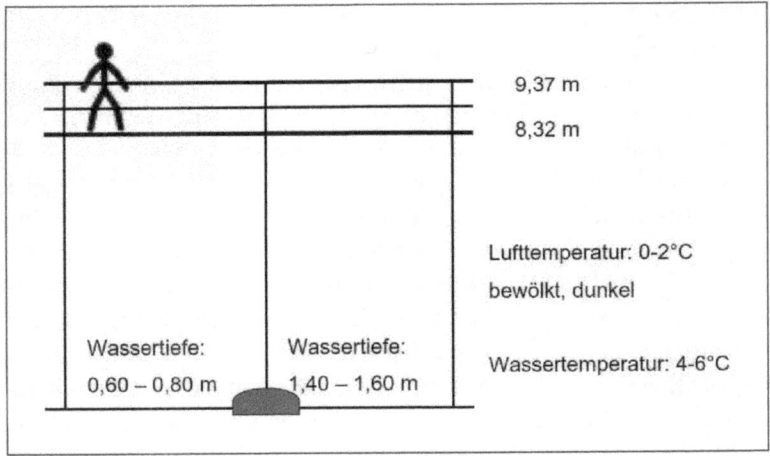

Beurteilung der Sturzsituation, © *Dr. Carsten Hädrich*

Auch die Beschaffenheit des Untergrundes, auf den der Körper auftrifft, ist von entscheidender Bedeutung für mögliche Verletzungen. Bei einem »Paketsprung« aus zehn Metern Höhe braucht der Körper eine Mindestwassertiefe von 1,60 Metern, um »abbremsen« zu können. Paketsprünge nennt man auch »Splashdiving«, hier umfasst der Springende die angewinkelten Knie mit den Armen, das Gesäß berührt beim Eintauchen die Wasseroberfläche zuerst (»Arschbombe«).

Stefanie hat nun aber weder einen (risikoarmen) Paketsprung gemacht, noch ist sie auf eine Wassertiefe von mindestens 1,60 Metern getroffen. Die Mulde, in die das Opfer gefallen ist, hat unter der Brücke wie erwähnt nur eine Tiefe von 60
bis 80 Zentimetern.

Bereits ab einem bis zwei Metern Fallhöhe, so erläutert es
der Rechtsmediziner vor Gericht, kann eine Querschnitts-
lähmung durch Genickbruch eintreten. Hinzu kommt eine
schnelle Unterkühlung durch das nur vier bis sechs Grad kalte
Wasser. Die Wärmeleitfähigkeit von Wasser ist 25-mal höher
als die von Luft. Wasser leitet also die Körperwärme sehr
schnell ab. Die Folgen von Unterkühlung sind Erschöpfung,
Muskelsteife und nachfolgend Bewusstlosigkeit. Der Prozess
ist abhängig vom Körperbau – eine schlanke Person kühlt
schneller aus; von der Bewegung – Schwimmen und schnell
fließendes Wasser beschleunigen die Unterkühlung. Bei einer
Wassertemperatur von vier bis sechs Grad würde der Tod nach
etwa 15 bis 45 Minuten eintreten.

Um Sebastian G. eine Tötungsabsicht nachzuweisen, muss
man zudem beurteilen, ob er sich der Situation auf der Brücke
und der Folgen eines Hinabstoßens bewusst gewesen ist.

Diese Fragen beantwortet Dr. Carsten Hädrich in seinem
Gutachten. Sebastian G. hat sein Opfer zuerst versucht zu
vergewaltigen – laut Gutachten vom Landeskriminalamt
Sachsen wurden DNA-Merkmale des Angeklagten in Abstri-
chen beim Opfer gefunden. Auch wenn es einem Täter nicht
gelingt, in das Opfer einzudringen, können sich im äußeren
Genitalbereich DNA-Spuren finden. Danach will er sie umbringen, um die Tat zu vertuschen. Stefanies Verletzungen passen
zum geschilderten Hergang. Sebastian G. konnte sowohl die
Fallhöhe von der Brücke als auch die Eintauchtiefe im Wasser
abschätzen.

Demgegenüber konnte er nicht wissen, wie tief das Wasser
an dieser Stelle sein würde und in welcher Körperhaltung sein
Opfer auftreffen würde. Auf jeden Fall musste er mit »lebens-
gefährlichen Komplikationen« bei dieser Fallhöhe rechnen. Es
gab nur zwei mögliche Szenarien:

War das Wasser an dieser Stelle flach, dann drohten dem
Opfer Schädelbruch, Genickbruch, Gehirnerschütterung oder
Bewusstlosigkeit – all dies hätte nachfolgend zu Ertrinken

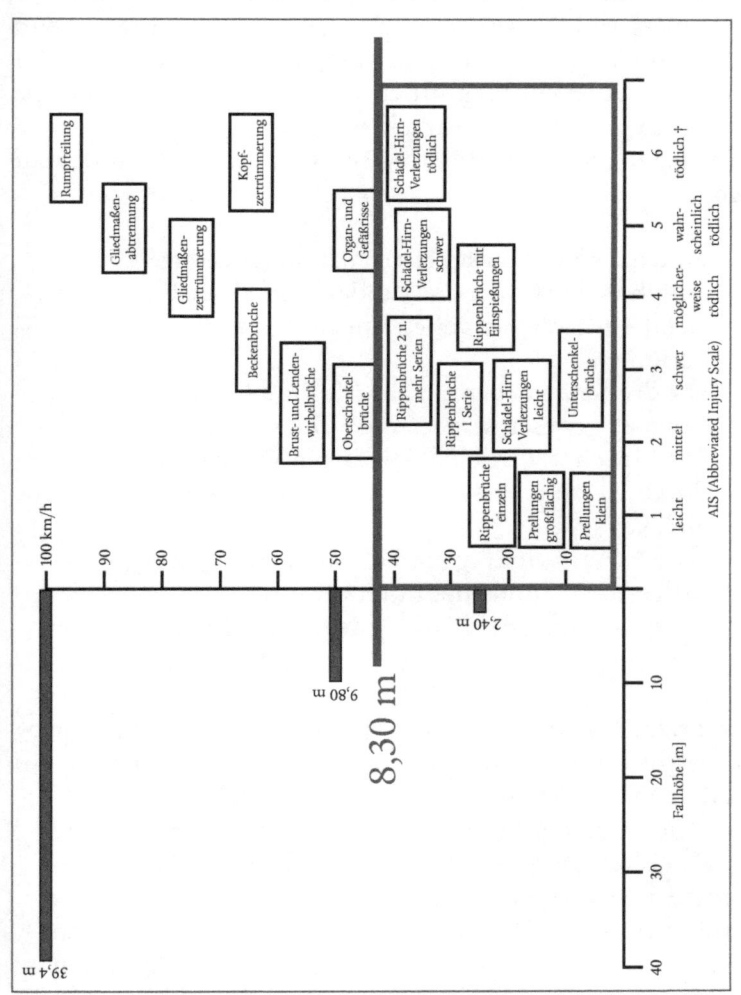

Technische Angaben, © Dr. Carsten Hädrich

geführt. Auch Bein- oder Beckenbrüche würden durch die daraus resultierende Unbeweglichkeit zu einer Unterkühlung geführt haben, die den Tod des Opfers bedeutet hätte.

War das Wasser an dieser Stelle tief, hätte das Abtreiben mit dem Strom ebenfalls eine rasche Unterkühlung herbeigeführt, die den Tod von Stefanie zur Folge gehabt hätte. Sogar, wenn es ihr schnell genug gelungen wäre, sich ans Ufer zu retten, hätten die Unterkühlung durch die nasse Kleidung und die Erschöpfung zum Tod führen können.

In seiner Zusammenfassung schreibt Dr. Hädrich demzufolge:

> » Frau (...) wurde durch Herrn (...) vergewaltigt.
> » Durch den Sturz in die Mulde bestand für Frau (...) die Gefahr erheblicher Verletzungen und tödlicher Komplikationen.
> » Die drohende Lebensgefahr für Frau (...) hätte Herrn (...) bewusst gewesen sein können und müssen.
> » Die Einschätzung eines »geringen Verletzungsrisikos« durch Herrn (...) ist nach allg. Erfahrung nicht nachvollziehbar.
> » Frau (...) erlitt mäßig starke, schmerzhafte körperliche Verletzungen und eine Unterkühlung.
> » Langzeitfolgen für Frau (...) durch psychische Traumatisierung.

Auch Stefanie selbst sagt in der Hauptverhandlung aus. Sie beschreibt den entsetzten Zuhörern und dem Gericht noch einmal den Ablauf des Geschehens in jener Nacht:

»(...) Ich war am 20. Dezember etwa gegen ein Uhr zu Fuß auf dem Weg von der Disko nach Hause. Neben mir auf der Straße hat ein Auto angehalten, ein Mann ist ausgestiegen und hat mich mit einem Messer gezwungen, in den Kofferraum zu steigen. Dann ist er losgefahren. Später hielt er an, hat mich teilweise entkleidet, an den Brüsten angefasst und gestreichelt, auch zwischen den Beinen. Er hat mich auf die linke Schulter geküsst. Dann hat er mich nach vorn über die Kofferraumkante gebeugt und versucht, mich zu vergewaltigen. Das ging nicht, weil ich zu verkrampft war. Dann musste ich wieder in den Kofferraum einsteigen, der Mann fuhr weiter. An einem Parkplatz an der Mulde hat er angehalten und ich musste aussteigen. Er ist mit mir auf eine Brücke über der Mulde gegangen und hat mich aufgefordert ‹Spring!›, doch ich habe mich geweigert. Da hat er mich an der Hüfte hochgehoben und über die Brüstung geworfen. Ich hing außen am Geländer. Er hat meine Hände weggeschlagen. Ich bin mit dem Rücken aufgeschlagen und hatte Bodenkontakt. Das Wasser war knietief. Dann bin ich ans Ufer gegangen. Ich habe gefroren.«

Sie fügt noch hinzu: »Ich hatte Todesangst. Heute habe ich alles verdrängt, ich gehe abends nicht mehr allein aus dem Haus, habe Angst. Ich kann seitdem nur schlecht schlafen und mich in der Schule nicht konzentrieren.«

Der Angeklagte sieht das Ganze nicht so dramatisch. Er äußert: »(...) der Anklagevorwurf stimmt bis auf den Mordvorwurf. (...) Ich wollte sie nicht töten, dachte, sie wird sich nur leicht verletzen. Ich wollte Zeit gewinnen.« Dr. Carsten Hädrich fragt Sebastian G. nach dessen Größe und Gewicht – ist doch dessen Opfer klein und zierlich, wiegt nicht einmal 60 Kilogramm bei 1,65 Metern Körpergröße. Der Täter erklärt, dass er »187 cm groß und 110 kg schwer« ist.

War ihm das Verletzungspotenzial eines solchen Sturzes bewusst? Auch hier fragt der Rechtsmediziner nach, will wissen, ob G. die Brücke kannte und ob er selbst Erfahrungen mit Sprüngen aus größerer Höhe hat.

G. antwortet darauf: »Ich bin mehrfach unter der Brücke hindurch gefahren und habe die Höhe auf zirka acht bis neun Meter geschätzt (...) Ich bin bereits einmal im Schwimmbad vom Zehnmeterbrett gesprungen.« Daraus lässt sich unschwer folgern, dass Sebastian G. sehr wohl gewusst hat, wie lebensgefährlich ein Sturz aus dieser Höhe sein kann und dass seine Aussage, er »dachte, sie wird sich nur leicht verletzen« eine reine Schutzbehauptung ist.

Sebastian G.s Anwältin gefällt dies alles nicht. Sie stellt einen »Befangenheitsantrag«, weil der Rechtsmediziner es wagt, dem Angeklagten in der Hauptverhandlung mehrfach Fragen zustellen. Rechtsmedizinische Sachverständige haben ein Fragerecht. Das heißt, sie dürfen zur Entscheidungsfindung Fragen stellen – auch dem Angeklagten. Hiergegen kann sich die Verteidigung nicht wehren. Der Anwältin, und so schreibt sie – gleichfalls ihrem Mandanten – jedoch gefällt die Art der Fragen nicht. Und so formuliert die Verteidigung, dass sie Dr. Carsten Hädrich wegen »Besorgnis der Befangenheit« ablehnt. Sie begründet dies mit folgenden Punkten:

> »Der rechtsmedizinische Sachverständige hat sein Fragerecht in der Hauptverhandlung vom 18.05.2009 in einer Weise ausgeübt, die geeignet ist, Misstrauen in seine Unparteilichkeit zu wecken. (...) Dem Angeklagten stellte der Sachverständige im Anschluss (...) zunächst die Frage, ob er die Geschädigte mit Gewalt entkleidet habe. Die Zielrichtung dieser Frage kann noch mit dem rechtsmedizinischen Gutachtenauftrag in Verbindung gebracht werden. Für die anschließende Frage (...) ob der Angeklagte die Brücke (...) gekannt habe, kann dies bereits nicht mehr bejaht werden.
>
> Die überschießende Tendenz des Sachverständigen kam dann nochmals deutlich in der Frage an die Zeugin (...) ob sie Todesangst gehabt habe, zum Tragen. Dem Bedürfnis, die seelische Verfassung der Zeugin zu erforschen, sollte ein rechtsmedizinischer Sachverständiger ohne sachlichen Grund keinen Ausdruck verleihen. (...)«

Die Anwältin formuliert ihre Meinung, dass sich bei den Fragen von Dr. Hädrich ihrem Mandanten der Eindruck »aufdränge«, dass der Rechtsmediziner seine Aufgabe in der »Ermittlung schuldrelevanter Tatsachen« sehe und seine Fragen auf schulderschwerende Umstände hinzielten. Damit sei ein »Eindruck der Voreingenommenheit« entstanden. Hinzu kommt, dass Dr. Hädrich auf diesbezügliches Nachfragen der Anwältin kein »entsprechendes Schuldbewusstsein« gezeigt hat. Dies habe bei ihrem Mandanten den Eindruck erweckt, dass der Rechtsmediziner »bewusst« und »einseitig« die Grenzen seines Fachs überschreite.

Dr. Hädrich jedoch zielte mit seinen Fragen nach den Gefühlen des Opfers – das die Anwältin im Übrigen hartnäckig lediglich als »Zeugin« benennt – vor allem darauf, Stefanies schwere Traumatisierung zu verdeutlichen. Körperliche Folgen, Abschürfungen, Verletzungen, Blutergüsse heilen irgendwann, die seelischen Narben jedoch bleiben und können das Leben eines Opfers über Jahre hinweg schwerwiegend beeinträchtigen. Leider kommt diese psychische Seite vor Gericht oft zu kurz.

1. Konfrontation mit **Gefahr** (schwere Verletzungg, drohender Tod) sowie intensive **Furcht** und **Hilfslosigkeit**
2. Wiederkehrende belastende **Erinnerungen** (Bilder, Gedanken, Wahrnehmungen)
3. Vermeiden von Gedanken, Gefühlen oder Gesprächen in Bezug auf das Trauma
4. **Vermeiden von Aktivitäten,** Orten oder Menschen, die Erinnerungen wachrufen
5. Betroffene sind of **nicht fähig auszudrücken, wie sie über die Ereignisse fühlen** oder denken, und unfähig, das Trauma mit Worten zu beschreiben
6. **Unfähigkeit, sich an wichtige Aspekte des Traumas zu erinnern**
7. **Schwierigkeiten, ein- oder durchzuschlafen**
8. **Konzentrationsschwierigkeiten**
9. Das Störungsbild dauert **länger als einen Monat.**

Kennzeichen der posttraumatischen Belastungsstörung, © Dr. Carsten Hädrich

Und so legt der Rechtsmediziner in seiner Präsentation besonderes Gewicht auf die Darstellung der »Posttraumatischen Belastungsstörung« (s. o.), die er auch dem Gericht und damit dem Angeklagten und der Verteidigung präsentiert. Als Arzt sieht er das Opfer ganzheitlich und will nicht nur die körperlichen, sondern auch die viel schwereren und länger anhaltenden psychischen Folgen deutlich machen – sehr zum Verdruss der Verteidigerin.

Das Gericht kann der Argumentation der Verteidigerin nicht folgen. Der Befangenheitsantrag wird abgelehnt. Im Juni 2009 wird das Urteil gegen den »Kofferraum-Vergewaltiger« gesprochen. Sebastian G. trägt an diesem Tag ein schwarzes Jackett – allerdings nicht ordentlich am Körper, sondern halb über den Kopf gezogen. Erst nachdem der Vorsitzende Richter die Fotografen ermahnt hat, nachdem das Blitzlichtgewitter aufgehört hat, zeigt G. sein Gesicht. Die Haare trägt er jetzt in einem Igelschnitt. Er wirkt gefasst.

»Wir haben einen aufsehenerregenden Fall vor uns«, sagt der Vorsitzende Richter. Sehr selten nur komme es vor, dass ein Angeklagter die Spuren seines Verbrechens durch Deutschland und das angrenzende Ausland zieht. »Wer jemanden von einer Brücke wirft, nimmt den Tod nicht nur billigend in Kauf, sondern beabsichtigt ihn sogar«, begründet er das Urteil.

Das Landgericht Leipzig verurteilt Sebastian G. zu lebenslanger Haft wegen versuchten Mordes, Vergewaltigung und Entführung und bestätigt ihm eine »massive kriminelle Energie«. Er habe großes Glück gehabt, dass seinem ersten Opfer »kein schwereres Unheil entstanden ist«. Positiv wird dem Täter angerechnet, dass er durch sein Geständnis den Opfern die aufreibende Verhandlung erspart hat. Er habe zudem »echte Reue« gezeigt, befindet das Gericht weiter, und sich für die Taten entschuldigt. Die Anwälte der Opfer sind mit dem Urteil zufrieden. Es bringe für die jungen Frauen die Möglichkeit, mit dem Geschehenen abzuschließen.

Nur G.s Anwältin kann sich nicht damit abfinden. Sie will auf jeden Fall in Revision gehen. »Selbst bei einem versuchten Mord ist es unüblich, dass die Strafe nicht gemildert wird«, sagt sie der Presse.

Die Revision wurde vom Bundesgerichtshof verworfen – das Urteil ist damit rechtskräftig.

Epilog
Auch Schriftsteller begegnen
dem wahren Verbrechen ...

Für Gertrud Puhlfürst

Während ich an den Fällen in diesem Buch arbeite, muss ich immer wieder über ein Verbrechen nachdenken, das sich tief in meine Erinnerung eingebrannt hat. Das ist nicht verwunderlich – schließlich kannte ich das spätere Opfer persönlich und habe mich in meiner Kindheit oft an jenem Ort aufgehalten – dem Dörfchen Wüstenbrand in der Nähe von Chemnitz, in dem die Tat stattfand. Ich habe dort Verwandte. Als Kind war ich oft bei meiner Oma »auf dem Wind« – so wurde die Gegend von allen genannt – zu Besuch. Jeder kannte jeden, jeder wusste über alles Bescheid. Und so kannte ich natürlich das spätere Opfer Bruno T. und seine damalige Lebensgefährtin Annie. Sie wohnten in einem kleinen Häuschen gleich neben dem Dorfkonsum, den es schon längst nicht mehr gibt, und ab und zu besuchten wir die beiden nach dem Einkauf. Die wenigen Straßen heißen hier alle »Wind« oder »Waldenburger Straße« oder »Anton-Günther-Weg«.

1989 war ich längst erwachsen und berufstätig und lebte in Zwickau. Vom Leben »auf dem Wind« bekam ich nicht mehr allzu viel mit, nur ab und zu hörte ich den neuesten Klatsch bei einem meiner Besuche.

Und so erfuhr ich auch von der grausigen Tat, die hier berichtet wird.

Es ist immer etwas anderes, wenn man über Ereignisse schreibt, die man persönlich erlebt hat. Es gehen einem unzählige Dinge durch den Kopf, Erinnerungen strömen ...
Erinnerungen an meine Kindheit. An lange warme Sommertage, reife Kornfelder, Spaziergänge und Indianerspiele im Wald. Frieden in der Natur. Wie einfach das Leben ablief. Und doch schienen die Menschen zufriedener zu sein. Was für einen Blick auf das Erzgebirge man hatte (und noch immer hat), wenn man den Anton-Günther-Weg hinüber zum Pfaffenberg läuft.
Zorn über skrupellose Menschen, die andere aus Habgier umbringen. Einfach so, weil sie vielleicht glauben, mit ihrer Tat durchzukommen, weil sie sich Reichtum erhoffen. Leute wie Heidemarie R., die ohne Gnade einen alten Mann tötet. Eine Frau, die sich später selbst als Opfer sieht, die ein melodramatisches Buch über das Leiden der Strafgefangenen in Hoheneck schreibt, wo sie selbst inhaftiert war. Was ist eigentlich mit den Opfern, Frau R.?

Doch beginnen wir von vorn ...

Im November 2002 sitzt eine Frau in einer Buchhandlung in Sachsen. Sie sieht ein bisschen verlebt aus, so als hätte sie schon bessere Zeiten gesehen.
Die Frau sitzt vorn, vor über hundert Menschen, die gekommen sind, ihr zuzuhören. Denn sie ist eine Autorin, sie hat ein Buch geschrieben über eines der bekanntesten Gefängnisse in Sachsen – die ehemalige Justizvollzugsanstalt Hoheneck. Schicksale der dort inhaftierten Frauen werden in dem Buch geschildert, die Autorin selbst hat sie befragt, hat den Alltag hinter Gefängnismauern minutiös beschrieben, nennt auch die Taten, für die diese Frauen hinter Gitter gekommen sind.
Die Zuhörer zeigen Mitleid mit den verurteilten Frauen – zu lebhaft, ja fast schon ein bisschen wehleidig werden deren Leiden geschildert – und muss man da nicht Mitleid haben,

wenn junge Frauen jahrelang hinter hohen Mauern eingesperrt werden, verdammt zu einem Dasein, das immer gleich abläuft, in vergitterten Räumen ... *Was ist eigentlich mit den Opfern?*

Die Frau sitzt vorn, vor den über hundert Zuhörern, die nur ihr Pseudonym kennen und das Buch, aus dem sie vorträgt.

Sie ist eine heimtückische Mörderin. Aber das wissen ihre Zuhörer nicht. Und sie wird einen Teufel tun, ihnen zu sagen, dass sie – Heidemarie R. – eine verurteilte Verbrecherin ist, die einen 88-Jährigen aus purer Habgier mittels Strom umgebracht hat – das möchte sie auf keinen Fall, denn dann könnten die Menschen ja auf die Idee kommen, sie selbst habe Schuld auf sich geladen.

Bruno und Annie

Ich erinnere mich ...

Ich erinnere mich ... an Bruno und Annie.

Wenn wir zum Konsum einkaufen gingen – meine Oma und ich – besuchten wir danach manchmal Bruno und Annie. Sie wohnten gleich neben dem Dorfkonsum. Bruno war ein großer Mann – jedenfalls glaubte ich das damals, als ich selbst noch ein Kind war. Seine Frau Annie war klein und schmächtig und trug eine sehr starke Brille – Aschenbechergläser nannte man das. Nicht sehr nett. Dabei war Annie sehr nett. Die beiden wohnten in einem kleinen Häuschen, hatten ein Grundstück dazu. Es waren ärmliche Verhältnisse, es gab nicht viele Möbel, das was wir heute »sanitäre Anlagen« nennen, war primitiv. Ich weiß nicht, ob die beiden das gestört hat, glaube es aber nicht. Das war eben so.

Einmal war Bruno zu Besuch bei meiner Oma und hat getanzt und gesungen, obwohl er schon so alt war. Meine Oma konnte wunderbar Gitarre spielen, sie hat viele Jahre Musik gemacht bei den *Espigs Schrammeln.*

Annie ist zeitig gestorben. Danach war Bruno allein in seinem Haus. Bis Heidemarie R. kam.

Gerhard P. – Ein Interview

Woher kannten Sie Bruno T.?

Bruno T. habe ich auf dem Wind in Hohenstein-Ernstthal – damals noch Wüstenbrand – kennen gelernt. Er war Maurer und hat ab und zu auch dort draußen, bei meinen Verwandten, Maurerarbeiten ausgeführt.

Er hat also an Ihrem Haus gearbeitet?

Eine seiner Arbeiten bestand darin, bei der Veranda am Haus meiner Mutter eine neue Betondecke aufzuziehen und Bodenfliesen aufzubringen.

Später haben wir ihn dann verkuppelt.

Mit Annie?

Genau. Wir sind mit unserer Musikgruppe *Die Batzendorfer* bei meiner Mutter auf dem Wind zu einer Gartenparty aufgetreten. An dem Abend – wir haben Musik gemacht – waren auch Bruno und Annie anwesend. Unser Ansager Klaus W. hatte die Idee, die beiden miteinander zu verkuppeln. Wir haben zu ihnen gesagt: Wir haben extra für euch einen Pfarrer bestellt, und der wird euch jetzt trauen. Klaus W. wurde von uns als Priester verkleidet und erschien mit einem Buch in der Hand vor den beiden. Bruno und Annie nahmen das alles ziemlich ernst. Wir konnten vor Lachen nicht mehr. Und dann hat Klaus W. die zwei getraut.

In welchem Jahr war das ungefähr?

Anfang der 80er, glaube ich.

Haben die beiden ernsthaft gedacht, dass sie jetzt getraut werden?

Ich denke schon. Es waren einfache Leute.

»Bruno – willst du deine Freundin Annie zur Frau nehmen?« hat Klaus W. gesagt und Bruno antwortete voller Inbrunst: »Ja.« Annie wäre ihm dabei fast um den Hals gefallen.

War Bruno nicht vorher schon einmal verheiratet? Er hatte doch einen Sohn.

Ja. Aber zu der Zeit war er allein. Ich weiß nicht, ob er geschieden war, oder ob seine erste Frau gestorben war. Diese »Trauung« jedenfalls führte dazu, dass die beiden zusammenzogen. Bruno T. wohnte etwas weiter im Ort. Annie K. gehörte eine Doppelhaushälfte neben dem Dorfkonsum.

Kannten Sie auch seine spätere Haushälterin, Heidemarie R.?
Nein, nicht persönlich.

Was wissen Sie über den Fall?
Annie ist dann gestorben. Ich weiß nicht genau, wie viele Jahre Bruno und Annie zusammen waren. Aber nach den Erzählungen der Nachbarn war es ein harmonisches Zusammenleben. Nach Annies Tod war Bruno T. auch schon hochbetagt. Er hielt wohl nach einer Haushaltshilfe Ausschau. Dabei ist er auf diese Frau aufmerksam geworden. Sie zog recht schnell bei ihm ein.

Als Haushälterin?
Als sogenannte Hauswirtschafterin. Wahrscheinlich bdingt durch sein hohes Alter wurde Bruno dann kränklich und auch bettlägerig. Man sagt – so haben es jedenfalls die Leute ringsum erzählt – Heidemarie R. hätte ihn »zu Tode gepflegt«.

Tod eines Rentners

Am Morgen des 18. Junis 1989 wird der Hausarzt des Bruno T. gerufen. Bruno T. sei in der Nacht verstorben.

Der Rentner liegt in seinem Bett, zugedeckt. Er scheint friedlich eingeschlafen zu sein. Der Hausarzt führt die Leichenschau durch und attestiert einen natürlichen Tod durch Herzversagen. Bruno T. war 88 Jahre alt. Es gibt keinen Grund für den Hausarzt, daran zu zweifeln, dass der Rentner eines natürlichen Todes gestorben ist.

»Jeder dritte Mord in Deutschland bleibt unentdeckt«, schreibt die *Freie Presse* am 5. November 2009.

Stirbt ein Mensch, so muss eine Leichenschau erfolgen. Diese kann vom Hausarzt des Patienten, von einem Arzt im Krankenhaus, in manchen Bundesländern auch von einem Notarzt durchgeführt werden.

In Deutschland variieren die Gesetze zur Leichenschau von Bundesland zu Bundesland. In den meisten Leichenschauverordnungen heißt es: »Jede Leiche ist zur Feststellung des Todes, des Todeszeitpunktes, der Todesart und der Todesursache ärztlich zu untersuchen.«

In aktuellen Fassungen wird die sorgfältige Untersuchung des Leichnams durch den Arzt gefordert und festgelegt, dass die Leichenschau an der »vollständig entkleideten Leiche« durchzuführen ist. In Sachsen gilt: »Die Leichenschau (...) erfolgt unter Einbeziehung aller Körperregionen einschließlich aller Körperöffnungen, des Rückens und der behaarten Kopfhaut.«

Eine Studie von 1997 gibt an, dass mindestens 11.000 »nichtnatürliche Todesfälle«, darunter etwa 1.200 Tötungsdelikte pro Jahr nicht erkannt werden, da sie vom untersuchenden Arzt als natürliche Todesfälle deklariert werden *(Brinkmann, Fehlleistungen bei der ärztlichen Leichenschau in der Bundesrepublik Deutschland. Ergebnisse einer multizentrischen Studie. Arch Kriminologie 1997; 199: 2–12 und 65–74).*

Am höchsten ist die Gefahr, dass ein »nichtnatürlicher Todesfall« als natürlicher Tod attestiert wird, wenn die Leichenschau in der Wohnung durch einen niedergelassenen Arzt durchgeführt wird. Die Ursachen sind vielfältig: Unerfahrenheit, Unachtsamkeit oder Bequemlichkeit, aber auch falsch verstandene Rücksichtnahme auf anwesende Angehörige (siehe auch: »Er hätte weitergemordet«, Seite 47 ff.)

Heidemarie R. sucht ein Auskommen

Heidemarie R. hat schon vieles versucht in ihrem Leben. Sie hat verschiedene Arbeitsstellen gehabt und verschiedene Berufe. Sie hat geheiratet und eine Gaststätte geführt. Überall hinterließ sie verräterische Spuren ihrer Gier.

In dem Lokal »Einheit Lichtenstein« soll ab und zu Geld in der Kasse gefehlt haben. Bei den VEB Möbelstoff-Werken in Hohenstein-Ernstthal, wo Heidemarie R. angestellt war, hat sie laut Aussagen einer ehemaligen Kollegin beim Gerichtsprozess damals ballenweise Stoffe beiseite geschafft.

Sie bestellte bei einer Textil-Großhändlerin Waren im Wert von mehreren Tausend Mark für ihre Boutique in Zwickau. Die Wechsel platzen.

Außerdem wird berichtet, sie habe einem älteren Mann Geld entwendet, das dieser in einem Versteck in seinem Haus in Lichtenstein aufbewahrte. Unglücklicherweise hat er Heidemarie R. davon erzählt. Sie nimmt das Geld – ein größere Summe – und verschwindet aus seinem Leben. Er vertraut sich einem Notar an, erstattet jedoch keine Anzeige, weil das Geld an der Steuer vorbei verdient worden sei.

Nichts von alledem hat ihr jedoch auf Dauer das gebracht, was sie sich so sehnlich wünscht: dauerhaften Reichtum. Geld, um sich ein schönes Leben zu verschaffen. Koste es, was es wolle. Und so kommt Heidemarie R. auf eine neue Idee ...

Bruno T. lebt allein. Er kommt nicht mehr ganz so gut zurecht in seinem Häuschen auf dem Wind in Wüstenbrand. Seine Lebensgefährtin, Annie, ist verstorben. Er sucht jemandem, der ihm hilft.

Weihnachten 1988 lernt er die damals knapp 50-jährige Heidemarie R. kennen, die sich als Hauswirtschafterin ausgibt. Schnell hat sie ihn um den Finger gewickelt. Sie zieht bei ihm ein, pflegt ihn und führt den Haushalt. Sie fälscht auch Schecks von Bruno T., wie ein Schriftsachverständiger der Polizei beim Gerichtsprozess aussagt, aber das schien ihr nicht zu reichen.

Nur wenige Wochen später sitzen Bruno T. und seine neue Hauswirtschafterin bei einem Notar. Heidemarie R. möchte erben. Sie verlangt, in Brunos Testament eingesetzt zu werden. Bruno T. hat nichts dagegen. Wie sie ihn nach dieser kurzen Zeit überzeugt hat, bleibt offen.

Und so wird Heidemarie R. als Alleinerbin eingetragen, das Testament wird notariell beglaubigt und ist damit rechtskräftig. Bruno T. vermacht seiner Haushälterin nicht nur die Immobilien, sondern auch sein gesamtes Barvermögen – 70.000 Mark. Nun hat er verspielt.

Hanna und Michael B. – Ein Interview

Kannten Sie Bruno T.?
  Hanna B.: Ja.
  Michael B.: Er gehörte zum Bekanntenkreis meiner Schwiegermutter.

Kannten Sie auch seine spätere Haushälterin Heidemarie R.?
  Hanna B.: Nein, nicht persönlich.
  Michael B.: Ich weiß noch genau, wie sie aussah. Ich wunderte mich von Anfang an über das Zusammensein von Bruno T. mit ihr.

Warum?
  Michael B.: Der Altersunterschied war frappierend. Ich schätze, es waren weit über dreißig Jahre. Bei einem Mann, der die 80 überschritten hat, ist das doch enorm.
  Es wurde viel über Heidemarie R. erzählt. Schon vor Bruno T. muss sie einige Männer ausgenommen haben. Angeblich war sie auch vorher schon einmal in Haft gewesen. Sie hatte eine Bekannte in Wüstenbrand, Frau (...), mit der sie befreundet war. Frau (...) saß wegen Steuerhinterziehung zu DDR-Zeiten im Gefängnis. Heidemarie R. saß mit ihr in einer Zelle, so wird berichtet.
  Später habe Frau (...) ihrer Freundin Bruno T. vorgestellt, diese quasi als Haushälterin empfohlen.

Was wissen Sie über den Fall?
  Michael B.: Es war Ortsgespräch. Wir leben hier auf dem Dorf. Da weiß man viel vom anderen. Und über Bruno T. und seine neue Freundin wurde viel hinter vorgehaltener Hand gesprochen.
  Bereits bei Brunos Ableben vermutete jeder, der sich mit den Verhältnissen ein wenig auskannte, dass es dabei nicht mit rechten Dingen zugegangen sein konnte.
  Bruno war trotz seines hohen Alters sehr lebenslustig. Von ernsthaften Krankheiten keine Spur. Er war im Dorf als »schlesischer Hengst« bekannt. Er hat auch gern mal einen zur Brust genommen.

Trotz seines hohen Alters?
Michael B.: Trotzdem. Er war fit. Er ging regelmäßig spazieren, wanderte in die »Tannmühle« oder zum »David«. Auch uns und andere Nachbarn hat er ab und zu besucht.
Bis die »Jungsche« kam und alle den Kopf schüttelten.

Also war vielen von Anfang an klar, dass an der Sache etwas faul war?
Michael B.: Ja. Gerade Bruno T. war kein Kandidat für einen plötzlichen Herztod, obwohl er schon weit über 80 war. Deshalb fand er wohl auch Heidemarie R. so toll. Das Zusammensein mit dieser Frau und wohl auch die sexuelle Komponente haben ihn am Leben erhalten.
Nach Brunos Tod kam Frau R. in U-Haft und das Haus wurde von der Kripo abgesperrt, weil es der Tatort war.
Hanna B.: Die Absperrung blieb lange erhalten, mehrere Jahre. Das Haus war versiegelt und der Garten wucherte allmählich zu.

War Bruno T. nicht am Ende, bevor er umgebracht wurde, bettlägerig?
Michael B.: Eigentlich nicht. Er war immer fidel und körperlich aktiv. Im Konsum erzählte man, er hätte über Schmerzen im Bauch geklagt und dass es ihm »im Leib herumginge«, so als habe er etwas Falsches gegessen.
Bruno T. hatte jedoch keinen Verdacht, dass die Bauchschmerzen eine andere Ursache haben könnten. Stattdessen wollte er das Haus für seine »junge Frau« umbauen.
Für die angebliche Haushälterin Heidemarie R.?
Michael B.: Genau. Es fanden Bauarbeiten statt. Im Obergeschoss wurde das Bad ausgebaut – zwei Waschbecken, zwei separate Spiegel – und neue Fenster eingebaut.

Er hatte doch erst eine andere Frau, Annie?
Michael B.: Das war seine »Fast-Angetraute«. Er hat sie sehr glücklich gemacht. Einmal fragte sie, ob es in Ordnung wäre, wenn sie Bruno ihren »ausgemergelten Körper« noch anbiete.
Bei einem unserer Pfingstfeste wurden Bruno und Annie dann spaßenshalber getraut. Es war ein Fest mit Blasmusik und Bierzelten. Diese »Trauung« muss etwa 1984 oder 1985 gewesen sein. Wir haben eins unserer Bücher – Deutschlands

Ruhmeshalle – als Bibelersatz genommen und ein Bekannter spielte den Geistlichen.

Hanna B.: Für die zwei war das echt. Sie nahmen das sehr ernst, sprangen auf und riefen »Ja, ich will!«

Danach betrachteten sie sich als rechtmäßig getraute Eheleute.

Michael B.: Annie war fast blind. Bruno T. fuhr mit seinem zweiten Sohn und Annie nach München. Dort wurde sie dann an beiden Augen operiert. Bruno T.s Sohn bezahlte alles. Und Annie konnte wieder sehen. Darüber war sie überglücklich. Annie starb im Alter von 86 oder 87 Jahren eines natürlichen Todes.

Angeblich soll Bruno T. sehr reich gewesen sein, die Bild-Zeitung schrieb von »Millionen«.

Hanna B.: Millionen hatte er mit Sicherheit nicht, aber Güter. Er besaß ein Bauerngut und viel Land dazu. Die Tochter seines Sohnes Paul, also Brunos Enkeltochter wohnt heute noch dort.

Michael B.: Und er besaß außerdem auch Erspartes. Dazu kamen die Doppelhaushälfte und das Grundstück von Annie.

Zwei Leute werden stutzig

Die Betreuung des alten Mannes wird immer aufwendiger. Heidemarie R. fühlt sich zunehmend belastet. Das schnelle Geld scheint in weite Ferne gerückt. Bruno T. geht es plötzlich nicht gut, er ist bettlägerig.

Der Sohn von Bruno T. kündigt sich für einen Besuch bei seinem kranken Vater an. Heidemarie R. bekommt es mit der Angst zu tun. Hatte nicht Bruno selbst neulich geäußert, er wolle sie wieder aus seinem Testament streichen? Was, wenn der Sohn den Vater darin bestärkte?

Plötzlich eilt es. Und so greift Frau R. zum Stromkabel. Lothar M., zeitweiliger Freund von Heidemarie R., sagt später vor Gericht aus, sie habe vorher schon Versuche damit angestellt, an Fleischstücken – um festzustellen, ob der Kontakt mit dem abisolierten Kabel Spuren hinterlässt. Danach hat sie wahrscheinlich auch »Tests« an Bruno T. durchgeführt; während er, benebelt von Beruhigungsmitteln, schlief. Womöglich gab es mehrere Versuche, ihn umzubringen, bevor es dann tatsächlich klappte. Ihre spätere Bemerkung gegenüber einer Bekannten, der Rentner habe »ein Herz, dass sogar 220 Volt überstehe«, lässt tief blicken.

Und so schreitet sie zur Tat: Bruno T. bekommt zwei Beruhigungsspritzen. Danach greift sich Frau R. das vorbereitete Stromkabel. Im Haus finden Umbauarbeiten statt, die sie initiiert hat. Überall liegen Leitungen frei, finden sich Drähte. Sie schiebt dem betäubten Bruno T. das blanke Kabel unter die Achsel und schaltet den Strom ein. Dann wartet sie ...

Nach der ärztlichen Leichenschau kommt der Bestatter. Bruno T. wird für die Beerdigung vorbereitet. Heidemarie R. kümmert sich indessen um die Formalitäten. Sie wünscht ein schnelles, unauffälliges Begräbnis. Bruno T. wird in der Leichenhalle in Wüstenbrand aufgebahrt, wie es Sitte ist – gewaschen, sauber bekleidet, ein wenig geschminkt – bereit für die Abschiednahme seiner Freunde und Verwandten.

Dann ein überaschender Anruf beim Leichenbeschauer. Es ist die Staatsanwaltschaft: Die Leiche ist beschlagnahmt.

Paul T., Brunos Sohn, hat Zweifel am natürlichen Tod seines Vaters geäußert. Sein Vater sei zwar alt gewesen, aber eine Herzschwäche habe es nie gegeben. Im Gegenteil: Bruno T. habe ein »Herz wie ein Pferd« gehabt. Paul T. ist sich sicher, dass die Haushälterin, die erst seit wenigen Wochen Alleinerbin des gesamten Vermögens ist, seinen Vater auf dem Gewissen hat. Und auch der Notar, bei dem Heidemarie R. und Bruno die Testamentsänderung haben vornehmen lassen, hat bei der Polizei einen Verdacht gemeldet. Frau R. kommt in Untersuchungshaft und die Rechtsmediziner und Ermittler beginnen mit ihren Untersuchungen. Die Sache ist jedoch schwieriger, als gedacht, denn anfangs wissen die Rechtsmediziner nicht, wie Bruno T. ums Leben gekommen sein könnte. Außer ihrem Verdacht können weder der Sohn noch der Notar konkrete Angaben machen.

Und dann werden sie doch fündig. Unter Bruno T.s Achsel wird eine kleine Wunde entdeckt, die einem Brandmal gleicht. Aus der Wunde wird eine winzige Kupferkugel herauspräpariert. Es ist eine sogenannte Schmelzperle, die bei Kontakt eines stromführenden Kabels mit der Haut entsteht. Das ist der gesuchte Beweis. Drei Wochen nach dem Tod des Rentners wird Heidemarie R. inhaftiert.

Mehrere Gutachter werden mit Untersuchungen beauftragt. Heidemarie R. hat Erklärungen für das kleine Wundmal unter der Achsel: Überall in Bruno T.s Haus haben Bauarbeiten stattgefunden, auch an den uralten Stromleitungen. Dabei sei er selbst an ein freiliegendes Kabel gestoßen und habe einen Kurzschluss verursacht.

Die Gutachter können die genaue Todesursache nicht sofort beweisen. Und so kommt Heidemarie R. wieder auf freien Fuß – bis zum März 1994.

Der Prozess beginnt

Auch wenn man Heidemarie R. vorerst freigelassen hat – das Damoklesschwert einer Verurteilung schwebt noch immer über ihr. Und so tut sie, was sie kann, um sich auf den erwarteten Prozess vorzubereiten.

Nach Brunos Tod verwandelt sich Heidemarie R. von der Hauswirtschafterin zur Kosmetikvertreterin. Sie hat einen neuen Partner, Lothar M., zehn Jahre jünger als sie. Mit ihm reist sie durch Deutschland. Eines Tages vertraut sie ihm an, dass man ihr vorwerfe, einen alten Mann getötet zu haben. Sie sei jedoch unschuldig. Ob Lothar M. ihr nicht aus der Bredouille helfen könne. Er brauche doch nur zu sagen, dass sie in jener Nacht, als Bruno starb, zusammen gewesen seien. Sie schlägt vor, auszusagen, dass sie beide sich in seinem Auto geliebt hätten – die ganze Nacht lang. Dafür will sie ihm angeblich 100.000 Mark zahlen. Lothar M. weigert sich.

Nur wenige Monate darauf lernt die schwarze Witwe einen neuen Verehrer kennen – Adolf K. Bei ihm gelingt ihr das, was bei seinem Vorgänger nicht glückte – er schwört später vor dem Ermittlungsrichter, mit Heidemarie R. zusammen gewesen zu sein – ein Meineid. Sie hätten sich »die ganze Nacht geliebt«. In seinem Auto. Später gibt er zu, gelogen zu haben. Der Meineid sei ihm egal gewesen, weil er diese Frau so geliebt habe, dass er für sie hinter Gitter gegangen wäre.

Heidemarie R. lässt selbst Gutachten anfertigen. Sie sollen beweisen, dass Bruno T. an Herzversagen oder wahlweise an einer Überdosis Beruhigungsmitteln starb. Diese Gutachten müssen sorgfältig widerlegt werden. Jahre vergehen.

Im April 1994 – fast fünf Jahre nach Bruno T.s Tod – beginnt der Prozess gegen Heidemarie R. Sie wird wegen Mordes angeklagt. Weil keine Fluchtgefahr besteht, ist sie nicht in Haft.

Er dauert reichlich 16 Verhandlungstage, dann wird das Urteil gesprochen. Heidemarie R. bekommt »Lebenslänglich«. Der Vorsitzende Richter des Chemnitzer Landgerichtes wendet DDR-Strafrecht an, weil die Tat 1989 geschah. Das Strafmaß reicht von zehn Jahren bis lebenslänglich. Er verhängt die Höchststrafe, weil es »der klassische Fall von Heimtücke ist, wenn man einen schlafenden Menschen tötet«.

»Das Opfer der Angeklagten, der Landwirt Bruno T., schlief fest. Er hatte zwei Beruhigungsspritzen bekommen. Das nutzte die Angeklagte heimtückisch aus. Frau R. trat als Todesengel ans Bett des schlafenden Mannes. Sie schob ihm ein blankes Kupferkabel unter die linke Achsel. Dann schaltete sie den Strom ein. (...) Sie hasste die Betreuung des Kranken, ließ ihn in erbärmlichen Verhältnissen. Als T.s Sohn einen Besuch ankündigte, fürchtete sie, als Alleinerbin abgesetzt zu werden.«

»Lebenslang« bedeutet nicht, dass ein Verurteilter bis zu seinem Tod im Gefängnis sitzt. Nach fünfzehn Jahren kann er entlassen werden.

Heidemarie R. kommt nach Hoheneck. Sie führt sich mustergültig und bekommt schon nach kurzer Zeit Vergünstigungen. In ihrer Zelle beginnt sie, das wehleidige Buch zu schreiben, in dem das Leid der eingesperrten Frauen im Gefängnis geschildert wird. Ihren eigenen Fall reflektiert Heidemarie R. nicht. Nie.

Heute ist sie wahrscheinlich längst wieder auf freiem Fuß. Ob die Haftstrafe ihr die Heimtücke und Habgier ausgetrieben hat, ist fraglich.

»Er hätte weitergemordet« – Aufsehenerregende Fälle der Rechtsmedizin

Danke!

Um über Fälle aus der Rechtsmedizin schreiben zu können, bedarf es vor allem einem: der *Zusammenarbeit* mit fachkundigen Rechtsmedizinern.

Die Aufgaben der deutschen Rechtsmediziner sind vielfältig und erschöpfen sich nicht – wie der Laie oft glaubt – in der Untersuchung von Leichen. Auch die Begutachtung von Opfern und Tätern, Vaterschaftsfeststellungen, toxikologische Untersuchungen oder Spurenanalytik gehören zu ihren Aufgaben, auch forschen und publizieren die Ärzte auf wissenschaftlichem Gebiet.

Für dieses Buch haben mir zwei Ärzte zur Seite gestanden, denen ich hier nachdrücklich meinen Dank aussprechen möchte: Professor Dr. med. Klaus Püschel aus Hamburg und Dr. med. Carsten Hädrich aus Leipzig.

Nur durch Ihre Informationen, Ihre Kompetenz und Ihre Bereitschaft, mich mit Informationen zu versorgen und die dargestellten Fälle auf ihre Richtigkeit hin zu prüfen, konnte dieses Buch entstehen.

Gleichzeitig möchte ich Ihnen, lieber Professor Püschel und Dr. Hädrich für Ihre tägliche Arbeit danken. Ohne Sie würden viele Taten nicht aufgeklärt werden, blieben Verbrechen unentdeckt und ungesühnt.

Danke!

Claudia Puhlfürst   Januar 2012

Professor Dr. med. Klaus Püschel, Jahrgang 1952, stammt aus der Gegend von Greifswald.

Er ist Direktor des Instituts für Rechtsmedizin am Universitätsklinikum Hamburg-Eppendorf, zudem Geschäftsführender Herausgeber und Schriftleiter der Zeitschrift *Rechtsmedizin* und naturwissenschaftlicher Schriftleiter der Zeitschrift *Blutalkohol.*

Die Hamburger Rechtsmedizin untersucht pro Jahr rund 15.000 Verstorbene in den Krematorien und etwa 3.000 Fälle im Institut. Hinzu kommen weitere rund 1.000 Gewaltopfer, die dort Jahr für Jahr für die Staatsanwaltschaft untersucht werden.

Dr. med. Carsten Hädrich, Jahrgang 1973, hat in seiner Heimatstadt Jena studiert, ist Oberarzt und Prosektor des Institutes für Rechtsmedizin der Universität Leipzig und der Prosektur in Chemnitz. Er forscht derzeit unter anderem an den Möglichkeiten bildgebender Verfahren, z.B. Infrarot- und UV-Fotografie, Computertomografie für die Untersuchung von Verletzten und Verstorbenen.

Dr. Hädrich hat mich schon beim Fall »Michelle« (in »Dem Leben entrissen«) unterstützt.

Die Leipziger Rechtsmedizin untersucht pro Jahr rund 20.000 Verstorbene in den Krematorien und führt etwa 600 Obduktionen durch. Hinzu kommen etwa 250 Gewaltopfer, die für die Staatsanwaltschaft untersucht werden.

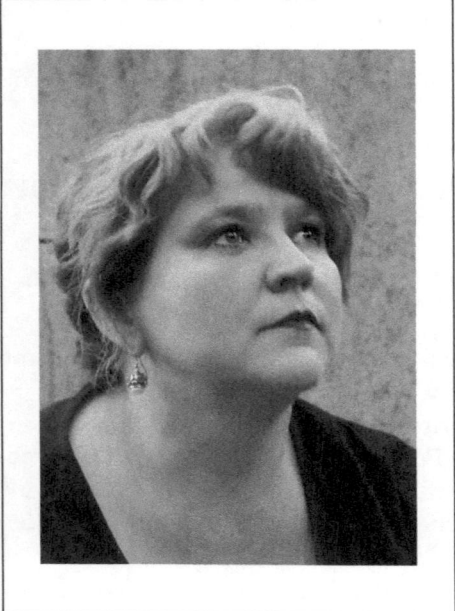

Claudia Puhlfürst

lebt und arbeitet in Zwickau. Ursprünglich Lehrerin für Biologie und Chemie ist sie hauptberuflich Redakteurin und Schulberaterin. In ihrem Nebenberuf als Schriftstellerin hat sie mittlerweile sieben Kriminalromane veröffentlicht. Ihr Spezialgebiet ist die Humanethologie (menschliches Verhalten).